SAUVÉS PAR LA SIESTE

"Questions de santé"

ISBN 978-2-330-11859-4

Brice Faraut

avec la collaboration de Cédric Weis

SAUVÉS PAR LA SIESTE

PETITS SOMMES ET GRANDES VICTOIRES SUR LA DETTE DE SOMMEIL

ACTES SUD

À mes enfants,
et à Fanny.

Sachons dormir, nous saurons veiller.

ALAIN

En note de bas de page sont seulement indiqués les noms des auteurs, suivis de l'année de publication des études scientifiques et ouvrages sur lesquels ce livre est fondé. Le lecteur trouvera les références complètes en bibliographie, p. 217.

INTRODUCTION

Aujourd'hui, plutôt que de redonner au sommeil sa place légitime, on le sacrifie sur l'autel du travail, ou on le dresse à coups de médicaments, sinon de compléments alimentaires : en France, la consommation régulière de somnifères concerne environ 6 à 7 % de la population adulte, celle des psychotropes en général 18 % ; 1,4 million de boîtes de compléments alimentaires contenant de la mélatonine sont vendues chaque année[1] ; des millions de personnes luttent quotidiennement contre un manque de sommeil qui les épuise, grignote leur santé et met leur vie en danger. Pour y remédier, il existe pourtant une solution simple : DORMIR. Laquelle signifie aussi, dans nos sociétés suractives : FAIRE LA SIESTE. Pourquoi un tel "médicament" n'est-il jamais prescrit ? Pourquoi ce remède ancestral est-il à ce point sous-estimé ?

Certes, le sujet intéresse : les médias se font de plus en plus souvent le relais des scientifiques qui en étudient les bienfaits ; certains chefs d'entreprise en apprécient l'action positive sur leur rendement ; les gens en parlent avec envie.

1. Beck *et al.* 2012 ; ANSES 2018.

Pourtant, la sieste peine à s'imposer. Ce n'est pas encore donner des gages de sérieux que de dire qu'on la pratique tous les jours. Le crime de lèse-productivité n'est jamais loin – quand bien même, dans le monde, 50 à 70 % de la population active se plaint de manquer de sommeil. Quelle culpabilité devrions-nous éprouver à vouloir guérir d'un mal qui nous ronge ? D'où vient qu'il est admis de dormir sept à huit heures par nuit, et non quelques minutes de plus chaque jour ? La réponse est au moins aussi vieille que le monde industriel : malgré les vertus curatives de la sieste, beaucoup en sont encore à lui trouver un petit air de facilité, à penser qu'il y aurait de la paresse à s'y adonner. C'est tout le contraire : il y a de la sagesse à s'en remettre à elle. Et il est même devenu urgent de lui donner la place qu'elle mérite, de faire reconnaître sa dimension thérapeutique, de la réintégrer dans notre quotidien, au même titre que nos repas, nos nuits et notre travail. Puisse ce livre vous en convaincre.

Après tout, elle ne vous est pas complètement étrangère : quoiqu'à contrecœur parfois, vous l'avez côtoyée dans les premières années de votre vie. Depuis, vous n'avez jamais vraiment appris à la connaître et à répondre à ses appels. Tout au plus l'avez-vous croisée au détour d'un week-end ou d'un congé, mais sans avoir osé nouer avec elle de relation durable. Or c'est une coéquipière du quotidien, qui n'est jamais plus efficace que quand on la fréquente assidûment. Elle n'est pas seulement là pour combler les heures creuses des journées bucoliques, elle est là pour aider notre corps et notre esprit à aller mieux chaque jour, et les protéger des dangers du manque de sommeil qui nous affectent tous, ou presque. Et certains plus que d'autres. Car, reconnaissons-le, le sommeil, s'il appartient à tout le monde, n'est pas la chose la mieux partagée. Partout dans le monde, une majorité de gens sont aux prises avec le *travail* de nuit, le *travail* en horaires décalés, le *travail* le week-end, et les heures supplémentaires. Autant de contraintes qui – par leur action sur la dette de sommeil, qu'on estime en moyenne à une heure et demie par nuit pour 20 % de la population française – participent de la souffrance au travail. Il est temps que les pouvoirs publics et les chefs d'entreprise prennent conscience du problème et s'en emparent. Le sommeil n'est pas de l'argent ni du temps perdus, c'est l'ombre qui conditionne la lumière : sans sommeil, pas de vie possible. D'ailleurs, ne dit-on pas que nous passons un tiers de notre vie à dormir ? Si seulement…

Bien sûr, tout le monde sait que le "sommeil est réparateur", mais c'est trop peu dire. Avez-vous idée de ce qui se joue dans votre corps endormi ? Les fonctions du sommeil ne visent pas uniquement à vous redonner des forces et à reposer vos muscles. Elles servent aussi, entre autres choses, à assurer votre croissance ; à ralentir votre vieillissement ; à consolider, dans votre mémoire, les informations utiles ; à débarrasser celle-ci des données encombrantes ; à synthétiser les protéines nécessaires à l'entretien et à la régénération de vos cellules ; à éliminer vos toxines ; à réorganiser vos connexions neuronales ; à renforcer votre système de défense immunitaire ; à nourrir votre créativité ; à entretenir votre bien-être ; à conserver votre équilibre. C'est pourquoi il est tellement important de protéger le sommeil de nuit de tout ce qui aujourd'hui l'altère pernicieusement – les ondes électriques, l'ultraconnectivité, la lumière bleue des appareils électroniques, notamment – et de lui associer le plus souvent possible son relais naturel, de fait son modèle réduit : la sieste réparatrice. D'autant que le manque chronique de sommeil est aussi préjudiciable à la santé mentale. Et on le comprend : perdre le sommeil, c'est perdre une partie de soi-même. D'aucuns y remédient en s'en remettant aux somnifères, parfois aux antidépresseurs, mais ils le font au risque d'interférer avec l'architecture du sommeil, d'en altérer les principales fonctions et, à long terme, de causer d'irréversibles dommages.

Les recherches menées un peu partout à travers le monde et celles que mes collègues et moi-même coordonnons à l'Hôtel-Dieu, à Paris, sur les fonctions du sommeil, et tout particulièrement sur la sieste, le prouvent : modulables à l'envi, les siestes sont un remède universel à la dette de sommeil, un "médicament" d'avenir, dont nous connaissons désormais une grande partie des vertus. Il est loin le Siècle des lumières où nous croyions dur comme fer que le sommeil venait d'une "compression du cerveau", que le ronflement était "le signe d'un sommeil profond", ou que "seules la maladie et une extrême chaleur p[ouvai]ent pousser les hommes à la sieste"[1]. La science a progressé, et ces dernières années un nombre considérable d'études ont démontré en quoi la sieste est en mesure non seulement de guérir les grandes fatigues, mais aussi de lutter contre la somnolence, la douleur, la morosité, la fragilité immunitaire, le stress, l'hypertension, le surpoids, les maladies cardiovasculaires. Combien d'entre nous vivraient tout simplement mieux, et plus longtemps, s'ils considéraient avec un peu d'attention l'intérêt qu'il y a à dormir autrement, ou davantage, et surtout plus souvent. Un grand homme, dit-on, en aurait

---

1. Garnier 2013, p. 59, 40 et 108.

donné l'exemple : un certain Léonard de Vinci qui, toutes les quatre heures, se serait offert quinze à vingt minutes de bon repos ; sans doute après avoir compris bien avant ses semblables (comme en tellement d'occasions) que le sommeil et la sieste sont favorables au génie. Un mythe parmi tant d'autres, mais un mythe qui a ceci de mystérieux qu'il n'est pas sans fondement : la sieste a bel et bien sur la physiologie humaine l'effet d'une merveilleuse potion magique. Reste que, pour en profiter, il faut en connaître les subtilités : les bonnes positions pour le corps ; les heures qui facilitent l'endormissement ; les durées les plus efficaces ; les stades de sommeil qui dopent la vigilance, les performances cognitives, la mémoire ou la créativité ; et les astuces à faire valoir pour se réveiller sans fatigue ou s'endormir sans délai.

Personne n'a jamais survécu à une trop longue privation de sommeil, et le meilleur d'entre tous (ou le plus fou), le fameux Randy Gardner, n'a tenu que deux cent soixante-quatre heures, soit onze jours. L'expérience eut lieu en 1964, aux États-Unis et ne fut jamais répétée. On raconte qu'après trois jours passés sans dormir ce cobaye volontaire présenta des troubles de l'humeur et de la coordination ; qu'au bout du cinquième jour il eut des hallucinations ; qu'au septième sa mémoire défaillit ; qu'au dixième il fut gagné par la paranoïa ; et qu'au dernier, le visage débarrassé de toute expression, il demanda hébété à cesser l'expérience, ne comprenant plus en quoi elle consistait[1]. Cinq ans plus tôt, toujours aux États-Unis, un certain Peter Tripp, disc-jockey de son état, avait déjà survécu à deux cent une heures de veille, en marge d'un téléthon : au bout de quatre jours, il avait eu lui aussi

1. Coren 1998.

des hallucinations. Les siennes transformaient les boutons de sa table de mixage en colonnes d'insectes grouillants, et le médecin en charge de l'aider à surmonter ses délires en bourreau prêt à l'immoler par le feu[1]. Depuis lors, d'autres expériences, mieux encadrées et moins anxiogènes, ont permis de comprendre l'utilité biologique du sommeil. Elles ont eu lieu et se font le plus souvent en laboratoire, sous le contrôle d'appareils sophistiqués qui mesurent, à l'aide d'électrodes, l'activité de notre cerveau, de nos muscles, de nos yeux et, à l'aide de prélèvements, la composition toujours fluctuante de notre sang ou de notre salive. Sans doute le lecteur s'étonnera-t-il, comme le scientifique, que le sommeil, sous des dehors si paisibles, soit si magnifiquement actif.

Mais commençons par le commencement. Avant de côtoyer son monde intérieur, penchons-nous sur le dormeur et voyons à quoi il ressemble, quels sont ses besoins de sommeil et comment sont rythmées ses nuits. Nous n'en appréhenderons que mieux, ensuite, la formidable machinerie que le sommeil met en branle à l'intérieur du corps et du cerveau. Alors vous aurez les outils qui vous permettront de mieux comprendre les bienfaits de la sieste, ses techniques, son pouvoir thérapeutique et la raison pour laquelle elle est aujourd'hui, dans les sociétés humaines tant éprouvées, un véritable enjeu de santé publique.

---

1. *Ibid.*

I

PORTRAIT DU DORMEUR

1

DANS L'INTIMITÉ DU SOMMEIL

Si tous les dormeurs se ressemblent un peu, nous vous mettons au défi d'en trouver deux semblables. Bien sûr, vous les verrez souvent – sur le dos, sur le ventre ou sur le côté, les lèvres entrouvertes, les yeux délicatement clos, le visage adouci ou renfrogné – gesticuler, être surpris par les caprices du corps, rêver et sourire, cauchemarder et froncer les sourcils, et finalement s'étirer avec gourmandise. Ceux-là pourtant, si ressemblant soient-ils, n'auront jamais la même manière de commencer leur nuit, de la fragmenter, de la faire durer, de l'interrompre et d'en sortir rassasiés et ragaillardis. D'une part, parce que les besoins en sommeil ne sont pas les mêmes pour tous et qu'ils diffèrent en fonction d'une multitude de critères, dont l'âge n'est pas le moindre ; d'autre part, parce que le rapport des hommes au sommeil est aussi, en partie, déterminé par leur patrimoine génétique. Toutefois, à l'est comme à l'ouest, au sud comme au nord, que les journées soient longues ou courtes, que le soleil se couche tôt, tard ou darde sans répit : une journée ne dure que vingt-quatre heures.

L'horloge humaine, ce soleil intérieur

L'obsession du rythme

Depuis la nuit des temps, dans le monde du vivant, l'obscurité du soir appelle inexorablement le sommeil. Mais en vertu de quelle loi ? D'où vient qu'avec le coucher du soleil la nature – végétale comme animale – semble brusquement s'assoupir ? C'est qu'il existe, tout au moins au cœur du cerveau mammifère, un bijou de miniaturisation qui offre à l'organisme le luxe de mesurer le temps. On l'appelle l'horloge centrale : deux ensembles de dix mille neurones, chacun de la taille d'une tête d'épingle, que les scientifiques ont nommés sans hésiter "noyaux suprachiasmatiques de l'hypothalamus[1]". Elle a pour mission de scander, sur vingt-quatre heures – raison pour laquelle on la dit "circadienne" (du latin *circa* [proche de] et *diem* [jour]) –, un grand nombre des rythmes biologiques qui synchronisent l'ensemble des fonctions de l'organisme : non seulement l'alternance veille-sommeil, mais aussi la température de notre corps, la libération de nos hormones, nos rythmes cardiaque et respiratoire, notre tension artérielle, nos fonctions digestives, et tout notre métabolisme énergétique et nutritionnel, sans lequel nous ne serions pas vivants[2]. Même nos performances

1. Ces noyaux sont en effet situés juste au-dessus du chiasma optique – point de convergence des deux nerfs optiques –, qui indique à l'horloge centrale le niveau d'intensité de la lumière du jour et lui permet de se resynchroniser quotidiennement avec elle.
2. Gronfier 2014.

physiques et intellectuelles dépendent de ce tic-tac intérieur, et, récemment, il a été démontré qu'il joue un rôle crucial dans la division cellulaire et la réparation de notre ADN[1]. Déjà, lorsque nous étions au berceau, c'est lui qui, toutes les quatre heures, pour nous faire dormir, mettait fin à nos jeux et à nos babillements. Et c'est encore lui qui alourdit nos paupières lorsque, devenus grands, sans l'avouer à personne, nous aspirons – à peu près tous les jours, à peu près à la même heure – à poser délicatement la tête sur notre bureau.

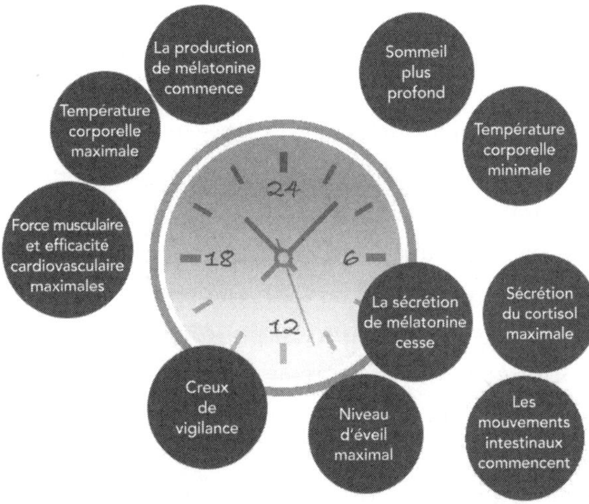

Figure 1.1 – Distribution temporelle classique de plusieurs fonctions de l'organisme gouvernées par l'horloge biologique.

1. Granda *et al.* 2005 (pour la division cellulaire) ; Collis & Boulton 2007 (pour la réparation de l'ADN).

À chacun son tempo

Même si elle semble directement coordonnée à la lumière du jour, l'horloge biologique a sa propre autonomie. Enfermez un *Mimosa pudica* dans un carton opaque, ses feuilles s'ouvriront non moins à l'aube, aussi fièrement qu'au jardin[1]. Cloîtrez-vous plusieurs mois dans un appartement sans lumière, votre horloge n'en rythmera pas moins votre vie. Vous constateriez à cette occasion qu'elle respecte un cycle qui vous est propre. Qui est propre, en réalité, à chaque individu. Généralement, elle tourne en moyenne sur vingt-quatre heures et douze minutes, mais chez certaines personnes elle peut être de période plus courte (de l'ordre de vingt-trois heures et trente minutes) ou plus longue (de l'ordre de vingt-quatre heures et trente minutes). Tout dépend de la vitesse avec laquelle elle fonctionne. Par exemple, selon une étude américaine menée en 2011, auprès de 157 personnes, par une équipe du département de médecine du sommeil de l'université Harvard, elle serait plus rapide chez les femmes, ce qui expliquerait pourquoi leur première fenêtre de sommeil s'ouvrirait trente à quarante-cinq minutes avant celle des hommes[2] ; mais aussi pourquoi celles-ci seraient plus souvent du matin que ceux-là, comme l'avait précédemment avancé une autre étude, émanant du centre de chronobiologie de l'université de Munich, en Allemagne, et menée cette fois auprès de 55 000 personnes[3]. Combien de tensions,

1. L'expérience fut menée pour la première fois en 1729 par l'astronome Jacques Dortous de Mairan (Jouvet 2000, p. 45).
2. Duffy *et al.* 2011.
3. Roenneberg *et al.* 2007. L'étude précise néanmoins que cette tendance est avérée jusqu'à l'âge de la ménopause.

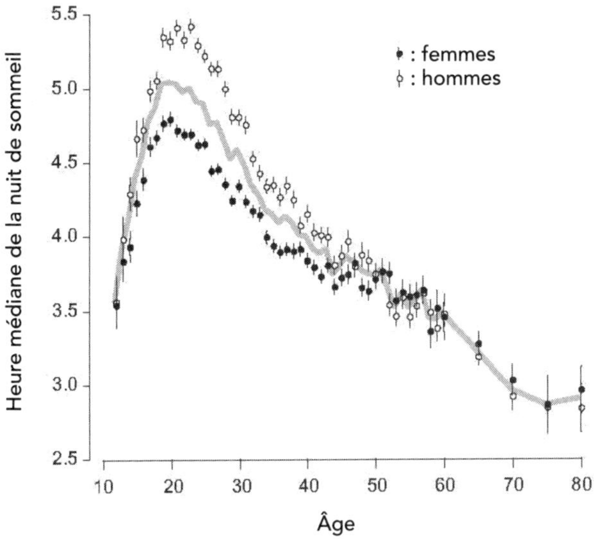

Figure 1.2 – Évolution du chronotype[1] en fonction de l'âge et du sexe, mesuré à l'aide de l'heure médiane de la nuit de sommeil. On voit ici non seulement qu'en moyenne les femmes atteignent à 19,5 ans leur heure de coucher la plus tardive, alors que les hommes l'atteignent à 21 ans, mais aussi que les hommes ont globalement tendance à se coucher plus tard que les femmes tout au long de leur vie adulte (jusqu'à la cinquantaine). (Roenneberg *et al.* 2007.)

1. La valeur numérique d'un chronotype évaluée par l'heure médiane de la nuit de sommeil (un jour non travaillé), c'est-à-dire l'instant précis, au cours de la nuit, qui est éloigné autant de l'endormissement que de l'éveil. On voit ici que, pour un adolescent (dormant dix heures), l'heure médiane correspond à 3 h 30 (3,5 sur la figure) : un endormissement à 22 h 30, suivi de cinq heures de sommeil jusqu'à 3 h 30, suivies de cinq heures supplémentaires de sommeil jusqu'au réveil à 8 h 30.

notamment amoureuses, seraient désamorcées si seulement les subtilités de l'horloge biologique étaient mieux connues ?

Ainsi est-on plus volontiers du matin quand notre horloge est pressée, et du soir quand son rythme est moins soutenu. Cela aura une incidence, nous le verrons, sur l'heure idéale de la sieste. Cette disposition, après avoir montré une certaine plasticité durant l'enfance et l'adolescence, n'évolue plus à l'âge adulte – ou pas avant un âge avancé. Si bien qu'il ne faut pas nécessairement accabler nos ados s'ils se couchent de plus en plus tard : ce peut être dû, au moins en partie, à l'évolution naturelle de leur chronotype, c'est-à-dire de leur disposition à être plus du soir que du matin[1]. Ce décalage est d'ailleurs beaucoup plus net chez les garçons que chez les filles, comme l'illustre la figure précédente.

Suivez le chef d'orchestre

Dans tous les cas, pour que notre horloge centrale reste en phase avec la journée solaire, elle doit être remise à l'heure tous les jours. Et pour cela, les noyaux suprachiasmatiques peuvent faire confiance à leur vigie : la rétine de nos yeux, qui, régulièrement, les informe de la luminosité ambiante. Pensez-y lorsque la nuit approche, car l'action de la lumière du logis et celle de vos écrans lumineux ne sont jamais anodines. Premièrement, si l'horloge biologique est peu sensible à la lumière en fin d'après-midi, elle l'est beaucoup

1. Roenneberg *et al.* 2004. L'âge et le sexe ne sont pas les seuls facteurs déterminants : les allèles d'un des gènes impliqués dans le réglage de la période de notre horloge biologique pourraient aussi influencer la nature de notre chronotype (Dijk & Archer 2010).

plus aux heures habituelles du coucher, aux alentours de 22-23 heures[1]. Deuxièmement, en présence de lumière nocturne, la sécrétion de l'hormone chargée de faire basculer l'activité de l'organisme en mode nuit – la mélatonine, véritable boussole pour l'organisme en quête de sommeil – est fortement inhibée. Troisièmement, la lumière bleue, que les fabricants d'électronique privilégient pour des raisons à la fois esthétiques et économiques, influence autant la synchronisation de l'horloge biologique qu'une lumière fluorescente blanche cent fois plus intense[2]. Par conséquent, si peu vives soient-elles, les lumières du soir ont tendance à dérégler – sans qu'on y prenne garde – le rythme circadien[3], et il n'y a pas de plus mauvaise habitude que de fureter une dernière fois sur Internet quand on s'apprête à chercher le sommeil. Qu'on se le dise : rien de tel qu'une belle obscurité (la nuit) et un franc soleil (le matin) pour remettre les pendules à l'heure et se lever du bon pied.

L'horloge centrale n'est donc rien de moins qu'un chef d'orchestre qui bat la mesure afin que toutes les fonctions physiologiques qu'elle dirige vingt-quatre heures sur vingt-quatre jouent leur partition en bonne harmonie. Sans cette remise à l'heure quotidienne, lesdites fonctions se décaleraient jour après jour d'environ douze minutes, avec, à la longue, quelques conséquences : une envie de danser en pleine nuit, un brusque refroidissement en fin d'après-midi, une perte d'appétit à l'heure du déjeuner, une fringale à la sortie d'un rêve. Ce qui fait dire au neurobiologiste français Claude Gronfier que,

---

1. Gronfier 2014.
2. *Ibid.*, p. 48.
3. Chellappa *et al.* 2013.

“sans une hygiène de lumière appropriée, l’horloge perd le tempo, et c’est la cacophonie[1]”. Il suffit d’ailleurs de traverser l’Atlantique ou d’atterrir en Chine pour s’en faire une idée : le sommeil, la vigilance, les performances intellectuelles, la mémoire sont immédiatement altérés par le décalage horaire. Encore est-ce une chance de n’en pâtir que ponctuellement. Car nombreuses sont les victimes de ces “désordres chronobiologiques” qui les éprouvent à longueur de temps et sans les joies du dépaysement : les personnes totalement aveugles[2], celles atteintes de la maladie de Parkinson, de la maladie d’Alzheimer[3] ou de certaines pathologies psychiatriques, mais aussi, toujours plus nombreuses, les personnes soumises au travail de nuit ou aux horaires décalés. Toutes, irrémédiablement, souffrent de troubles du sommeil, de la vigilance, de la mémoire, auxquels s’ajoute une altération des systèmes cardiovasculaire et immunitaire. Pis encore, selon une étude du Centre international de recherche sur le cancer (CIRC) parue en 2007, les impacts de la désynchronisation de l’horloge sur les fonctions cellulaires et moléculaires de l’organisme pourraient être responsables de la prévalence accrue du cancer du sein chez les femmes qui travaillent la nuit[4].

Avoir un temps d’avance

En attendant, le soleil s’est couché, et, quand l’heure de l’imiter approche, il y a une espèce de rituel à respecter.

---

1. Gronfier 2014.
2. http://www.non-24.com.
3. Vezoli *et al.* 2011.
4. Straif *et al.* 2007. Cf. aussi p. 105-106.

Comme vous le savez, les chefs d'orchestre en jouent toujours un petit peu. Ils ont aussi, vous l'aurez remarqué, l'art d'anticiper la mesure. Et comme un violoniste prépare son geste pour mieux l'assurer, vous auriez tout intérêt à préparer les vôtres – surtout si vous avez du mal à trouver le sommeil. À cet égard, la mélatonine devrait vous inspirer : tous les jours, cette hormone "diseuse de temps" s'invite dans votre organisme deux heures avant votre endormissement, comme pour vous prévenir que le jour baisse, que la nuit vient. Pourquoi ne vous joindriez-vous pas à ses efforts en diminuant progressivement, le soir venu, la lumière ambiante ? Et puisque votre corps a besoin, pour s'endormir, que sa température interne diminue un peu – après avoir été maximale à 17-18 heures (37,5 °C), elle est au plus bas vers 4 heures du matin (36,5 °C) –, pourquoi ne l'aideriez-vous pas à se refroidir en prenant une douche tiède avant de vous glisser sous vos draps (à l'inverse, le matin, une douche chaude aidera votre organisme à se réveiller) ? Préparez aussi votre cerveau : pensez "sommeil" deux heures avant d'aller vous coucher. C'est précisément ce que font votre horloge centrale et toutes les fonctions physiologiques qui lui sont associées la nuit. Libérez-vous de vos pensées obsédantes – qui vous empêchent de vous endormir et de dormir tout court – en les gribouillant sur un bout de papier. Vous saurez ainsi qu'elles vous attendent et ne craindrez pas de les oublier. Et s'il le faut, anticipez également votre réveil : munissez-vous d'une lampe spéciale qui baignera très progressivement votre chambre d'une lumière d'aube. L'horloge biologique, là encore, vous donne l'exemple en produisant une hormone de stress deux heures avant l'ouverture de vos yeux : le fameux cortisol, dont nous verrons plus loin les petits vices et les grandes vertus[1]. Autant d'anticipations qui ont de redoutables effets quand nous subissons un décalage horaire, car il faut huit jours à notre température interne, et deux à trois semaines à la mélatonine et au cortisol, pour se remettre à l'heure.

Tic-tac cellulaire

Une précision, pour finir. Jusqu'à présent, nous avons parlé de l'horloge centrale comme si elle était la seule à pouvoir coordonner la multiplicité des processus physiologiques. Ce serait compter sans l'astucieuse complexité de notre organisme, qui s'est ingénié à glisser, dans chacune de nos cellules, de minuscules horloges, dites "périphériques", qui agissent de conserve avec l'horloge biologique centrale, selon le rôle qui est dévolu à leur hôte. Ainsi l'organisme peut-il être plus sensible à certaines molécules selon l'heure de la journée. La xylocaïne, par exemple, est une substance anesthésique utilisée par nos dentistes, dont l'efficacité diffère sur l'organisme selon l'heure à laquelle elle est administrée. Si bien qu'il est préférable d'être insensibilisé lorsque notre organisme répond le mieux à son action (vers 15 heures) que lorsqu'il y répond le moins bien (vers 10-11 heures ou 19 heures)[2]. Nos bronches, quant à elles, ont un rythme circadien qui leur impose d'avoir un diamètre rétréci entre 21 heures et 5 heures du matin ; c'est malheureusement la raison pour laquelle les crises d'asthme surviennent principalement la nuit[3]. Autre exemple :

1. Cf. notamment p. 53, 70, 131-132, 190-194.
2. Schwob 2007, p. 203.
3. *Ibid.*, p. 173.

les horloges périphériques de notre foie et de notre pancréas sont généralement branchées sur l'horloge biologique – la période de repos (la nuit, pour l'homme) correspondant à une phase de jeûne –, mais allez nourrir des rongeurs durant une semaine pendant leur phase habituelle de repos (le jour, dans leur cas), et vous constaterez que les horloges périphériques du foie et du pancréas vont se découpler de l'horloge centrale pour ne plus reconnaître qu'une seule autorité : l'heure des repas[1].

En fait, si l'horloge centrale est si prioritaire, c'est parce qu'elle est la seule à être connectée à notre rétine, donc à avoir ce lien direct avec la lumière du jour. Mais le sommeil n'est pas uniquement à son écoute. Il prête aussi l'oreille au tic-tac d'horloges moins connues. L'une d'elles, par exemple, a cet étrange pouvoir, la nuit, de nous faire sauter comme une carpe : c'est l'horloge qui commande l'alternance de notre cycle nasal et qui nous oblige, au détriment de la qualité de notre sommeil et sans que nous en comprenions d'abord la raison, à passer toutes les soixante à quatre-vingt-dix minutes d'une position sur le côté à une autre, et toujours du côté où l'une ou l'autre narine se bouche. Une agitation dont la sieste, par sa brièveté, nous prémunit le plus souvent – tout en permettant par son action thérapeutique, comme nous le verrons, de réparer une partie des dégâts causés par les fréquentes désynchronisations de notre horloge centrale.

1. Schibler & Sassone-Corsi 2002.

Rondes de nuit : les stades du sommeil

La valse à trois temps

Pourvu qu'elle ne soit pas trop perturbée par l'insomnie, la nuit nous laisse généralement une impression d'unité. Et les meilleures nuits sont celles qui nous ont semblé pleines et entières, c'est-à-dire sans interruptions. Pourtant, même un bon sommeil n'est pas un bloc uniforme : il est au contraire fragmenté en une série de quatre à six cycles entrecoupés de réveils. D'imperceptibles réveils dont on ne se souvient pratiquement jamais – pourvu qu'ils n'excèdent pas quelques minutes. Et dans chacun de ces cycles, trois types de sommeil se succèdent de manière continue, comme dans une course de relais : le sommeil *lent léger*, le sommeil *lent profond* et le sommeil *paradoxal*. Pris dans son ensemble, le sommeil ressemble ainsi à un voyage en omnibus, desservant chaque nuit quatre à six stations (cycles) selon les dormeurs, selon les nuits, selon les siestes. L'image du petit train s'est alors naturellement imposée lorsque les spécialistes ont entrepris de décrire le sommeil : un train à l'ancienne, avec ses rames de wagons séparées par d'antiques passerelles.

Au bout de la nuit

Avant d'entrer dans les détails, pourquoi ne pas pousser l'analogie plus loin en vous regardant dormir ? Par principe, quand vous attrapez le train du sommeil, vous vous asseyez dans le premier wagon, celui du sommeil lent léger. Mais très vite, vous ne résistez pas à l'envie de remonter vers l'avant : le deuxième wagon, celui du sommeil lent profond ; il faut dire qu'il est reposant et, en début de nuit, vous lui faites toujours un honneur particulier. Toutefois, comme toutes les bonnes choses ont une fin, vous avancez. Le troisième wagon, le dernier de la première rame, est celui du sommeil paradoxal. Bizarrement, il se prête mieux que les autres à vos rêves. Sachez qu'en début de nuit, il ne dure jamais très longtemps.

Jusqu'à présent, tout s'est passé sans le moindre cahot. Mais brusquement le train s'arrête. Alors, bien sûr, vous vous réveillez, et c'est un peu comme si vous vous disiez : "C'est l'occasion ou jamais. Franchis la passerelle extérieure, va jeter un œil à la deuxième rame, quitte à tourner le dos à tes premiers rêves." Et c'est reparti pour un tour. Arrivé dans la deuxième rame, vous voilà rendormi dans le wagon du sommeil léger. Tout en profitant différemment de chaque sommeil, vous remontez successivement les trois wagons de la nouvelle rame : sommeil lent léger, sommeil lent profond, sommeil paradoxal. Arrivé au bout de la rame, rebelote : nouvel arrêt, nouveau sursaut et passage à la troisième rame, que vous arpentez d'une allure encore différente : sommeil lent léger (de plus en plus long), sommeil lent profond (de plus en plus court), sommeil paradoxal (de plus en plus long). Et ce, jusqu'au dernier arrêt, donc jusqu'au bout du train, c'est-à-dire de votre nuit – soit quatre à six fois par nuit selon le nombre de rames, c'est-à-dire selon vos habitudes de dormeur.

La mécanique des ondes

En moyenne, toutes rames confondues, vous passez ainsi 40 à 50 % de votre temps en sommeil léger, 20 à 25 % en sommeil profond, 20 à 25 % en sommeil paradoxal, et 5 à 10 % éveillé. Mais comment avez-vous fait pour perdre si délicieusement connaissance dans le premier wagon ? Que s'est-il passé dans votre cerveau à l'instant même où vous avez fermé les yeux ? Eh bien, ce qui arrive dans un théâtre quand le rideau tombe : la tension se relâche, le monde du spectacle vivant s'arrête, les spectateurs s'en retournent à leur vie à pas lents, et le plateau nu, blotti dans l'obscurité, s'endort. Quand les paupières s'abaissent, c'est le monde merveilleux des ondes cérébrales qui ralentit, freiné par un système complexe d'inhibition des systèmes d'éveil et par l'accumulation d'une molécule, l'adénosine, produit de la dégradation de l'énergie consommée tout au long de la journée, l'ATP[1]. Éveillé, les yeux ouverts, happé par le spectacle de votre vie, vous fonctionnez à plein régime et vos ondes cérébrales ont une fréquence très rapide : plus de 13 Hz par seconde (on parle de rythme *bêta*). Mais il suffit que vous fermiez les yeux et décidiez de vous relaxer pour que la fréquence diminue aussitôt, jusqu'à atteindre 8 à 13 Hz par seconde (on parle de rythme *alpha*). Ouvrez seulement les yeux et vous voilà repassé en rythme *bêta*. Mais restez seul dans le théâtre vide, et votre activité cérébrale passera du rythme *alpha* au rythme *thêta* : 3 à 8 Hz. Alors le sommeil commence, et vous voilà déjà dans le premier wagon…

À ce moment-là, votre corps va peu à peu s'adapter à ce nouveau rythme. C'est le *stade 1* du sommeil. On observe, sous vos paupières closes, de lents mouvements oculaires ; vos muscles se relâchent sans être encore totalement détendus ; votre respiration et votre rythme cardiaque ralentissent.

---

1. Adrien 2007, p. 81-86. Cf. p. 180.

Vous êtes encore sensible au bruit et à toute perturbation susceptible de vous réveiller. Quelques images oniriques surgissent, sans s'attarder. Si rien ne vous réveille, vous accédez au *stade 2* : vous n'avez pas encore quitté le premier wagon, mais votre sommeil s'alourdit davantage ; vos mouvements oculaires se font plus rares ; vos muscles, toujours plus détendus, conservent encore un peu de tonicité ; le rythme de votre cerveau, s'il est nettement ralenti, est encore ponctué de petits fuseaux d'ondes de 12 à 14 Hz d'une durée habituelle de 0,5 à 1,5 seconde, et votre respiration est encore ample et irrégulière. Enfin le rythme *thêta* atteint son plus bas niveau : vous êtes au bout du premier wagon, au bout du sommeil lent léger. Vous entrez alors voluptueusement dans le deuxième wagon. C'est le *stade 3*, l'étape du sommeil lent profond : votre cerveau est maintenant envahi de grandes ondes lentes : 1 à 3 Hz (on parle de rythme *delta*), et votre respiration est enfin régulière et de petite amplitude. Il n'est plus possible de vous réveiller sans vous secouer ou vous hurler quelque chose à l'oreille.

Atonie et vigueur nouvelle

Quand on sait qu'en première partie de nuit le sommeil léger est le plus court et le sommeil profond le plus long, on comprend que minuit soit devenu l'heure du crime et qu'au fil de l'Histoire des "générations de « dormeurs aux aguets »", trop conscients des "dangers nocturnes", se soient appliquées à dormir tout près de leur fortune[1]. Quoi qu'il en soit, c'est au cours de ce "périlleux" abandon que votre

1. Garnier 2013, p. 153.

organisme va pouvoir pleinement récupérer (nous en reparlerons)[1]. Puis, tout à coup – généralement, après soixante-dix à quatre-vingt-dix minutes de train –, les grandes ondes lentes laissent la place à un brusque regain d'activité cérébrale : vous venez d'entrer dans le troisième wagon. L'activité électrique du cerveau n'est plus très loin de celle de l'éveil – à l'instar de votre respiration et de votre rythme cardiaque, qui redeviennent amples et irréguliers, mais aussi de vos yeux qui gesticulent frénétiquement sous vos paupières. Vos muscles, quant à eux, n'ont plus aucun tonus et vous laissent comme paralysé. En résumé, vous manifestez à la fois des signes d'éveil et d'endormissement profond. Paradoxal, non ? Les Anglo-Saxons nomment cet ultime stade de sommeil le *Rapid Eye Movement (REM) sleep* (sommeil à mouvement oculaire rapide), mais les Français, amateurs de contradictions, l'ont plus simplement qualifié de "paradoxal" (ou stade P), en adoptant la formule du grand neurobiologiste Michel Jouvet (1925-2017). C'est le seul stade qu'on peut reconnaître soi-même, et sans le moindre outil sophistiqué, car – preuve s'il en faut de l'étrange énergie déployée par ce sommeil – il s'accompagne toujours chez l'homme en bonne santé d'érections du pénis, et chez la femme de contractions de l'utérus de plus grande amplitude[2]. Une "fantaisie" qu'on observe d'ailleurs chez d'autres mammifères, et dont vous devez avoir souvent suspecté l'origine, quand, réveillé par l'arrêt du train, vous avez surpris cette tension érotique. N'en déplaise à vos rêves, qui peuplent si mystérieusement le sommeil paradoxal, elle ne serait qu'une

1. Cf. p. 51.
2. Karacan *et al.* 1986.

conséquence du fonctionnement un peu anarchique du système nerveux au cours de ce stade particulier, et non l'expression de notre libido[1].

Le sommeil à tout âge ou le lent déclin du repos

À première vue, les stades du sommeil semblent la chose au monde le mieux partagée. Un singe d'Afrique, un kangourou d'Australie et une souris d'Amérique, quand ils ferment leurs yeux, ne sont pas très différents de nous : ils se coupent du monde, naviguent sur les ondes *alpha*, *thêta*, *delta*, perdent un peu de température et roulent des yeux en rêvant à ce qui vient. Mais nous aurions tort d'y voir une forme d'égalité, puisque ce qui compte le plus, c'est la durée globale du sommeil rapportée au besoin qu'on en a ; et son pouvoir récupérateur, qui, comme nous le verrons, varie en fonction du temps passé dans chacun des stades de sommeil. En cela, les divergences entre les dormeurs sont multiples. Mais avant de voir ce qui les sépare, voyons ce qui les rapproche : leur âge. Car les besoins de sommeil ne sont pas les mêmes pour toutes les générations : ils surgissent dans le landau, envahissent l'enfance, faiblissent un peu avec l'adolescence, se stabilisent à l'âge l'adulte et, un jour, finissent par se tarir. Adieu, alors, les longues nuits récupératrices qui nous donnaient l'impression d'être parfaitement reposés.

1. Kerkhofs 2000, p. 14.

L'enfance de l'art

Commençons par le commencement. Bébé, vous dormiez comme un chat d'appartement : seize à dix-sept heures par jour, et, comme lui, vous ouvriez vos yeux en même temps que s'ouvrait votre appétit, toutes les trois ou quatre heures[1]. Jusqu'à 3 mois, le sommeil encore balbutiant, vous avez fait vos armes en alternant sommeil calme (qui deviendra vite votre sommeil lent) et sommeil agité (votre futur sommeil paradoxal). Entre 6 et 12 mois, vous vous êtes habitués à la nuit et avez commencé à lui réserver vos dix à onze heures de sommeil, réservant à la journée quelque trois à quatre heures de siestes éparses. Vos nuits étaient merveilleusement riches en sommeil lent profond (30 à 40 %) et en sommeil paradoxal (30 %)[2]. Elles le seraient d'ailleurs restées quelques années encore, si les choses ne s'étaient pas compliquées avec l'école primaire qui, du fait de ses horaires trop matinaux, a commencé à raboter les dix à onze heures de sommeil quotidien dont vous conserviez pourtant le besoin – vous privant notamment d'une partie de votre sommeil paradoxal, pourtant indispensable, comme nous le verrons, à votre capacité d'apprentissage et de mémorisation, et à votre équilibre psychologique[3]. Une perte d'autant plus préjudiciable que votre sommeil paradoxal a progressivement diminué pendant l'enfance[4], tout comme votre temps de sommeil total, passé de douze heures (entre 3 et 5 ans) à

1. Faraut *et al.* 2017.
2. Challamel & Thirion 1999, p. 87.
3. Léger *et al.* 2012.
4. Il atteint assez vite (entre 6 et 10 ans) les 20-25 % qu'on observe à l'âge adulte.

dix heures (entre 10 et 12 ans)[1]. Heureusement, votre sommeil lent profond, essentiel pour la croissance, et comme nous l'avons dit plus important en début de nuit, demeurait stable (aux alentours de 30 %)[2]. Vous ne vous en êtes donc pas trop mal sorti de votre enfance, profitant notamment du privilège qu'elle vous a octroyé : un sommeil incroyablement récupérateur, grâce à ses 30 à 40 % de sommeil lent profond.

Premières crises

À l'adolescence, votre besoin de sommeil diminuant, vous avez pu vous contenter de neuf à dix heures par nuit, et ce jusqu'à l'âge adulte. Encore fallait-il qu'on vous surveille un peu. Car, à cette époque, vous n'aviez qu'une envie : veiller de plus en plus tard, vous isoler, vous questionner, communiquer, résoudre en secret mille problèmes personnels – comme les ados d'aujourd'hui, à ceci près que vous n'étiez peut-être pas encore victimes, comme eux, des nouvelles technologies. Un rythme de vie qui pouvait d'ailleurs parfois mettre votre vigilance à rude épreuve, vous empêcher de vous concentrer en cours, voire vous condamner à une hypersomnolence diurne. Certes, votre sommeil était encore suffisamment plastique pour vous permettre de récupérer, le week-end, les heures de sommeil sacrifiées en semaine. Mais cette astuce n'était qu'un piètre remède : d'une part, elle ne garantissait pas la pleine récupération de votre organisme ;

1. Challamel & Thirion 1999, p. 87.
2. Soit une perte progressive de sommeil lent profond de 10 à 15 % entre 5 et 15 ans (Ohayon *et al.* 2004).

d'autre part, elle imposait à celui-ci un rythme supplémentaire, une sorte de "jet-lag artificiel" qui le désolidarisait insidieusement du rythme circadien. De toute façon, ce luxe, un jour, a disparu. Et vous voilà devenu adulte. Votre sommeil s'est figé dans une configuration plus personnelle, mais aussi plus rigide, quoique sa stabilité se soit mise à dépendre de vos conditions de vie sociale et professionnelle.

Un sommeil en pente douce

Aujourd'hui, votre sommeil lent profond d'adulte n'occupe plus que 20 à 25 % de vos nuits, tout comme votre sommeil paradoxal ; et vos réveils nocturnes, bien que brefs, se sont multipliés. Ainsi va la vie : avec les années, le sommeil se dégrade, devient plus instable et plus léger, les réveils se multiplient et s'allongent, notamment en seconde partie de nuit, nous donnant souvent l'impression de ne plus récupérer correctement. Mais surtout, autour de 40 ans, le sommeil lent profond diminue progressivement ; et après 70 ans, il se raréfie de plus en plus. Une méta-analyse menée par une équipe de l'école de médecine de l'université Stanford, aux États-Unis, a synthétisé en 2004 dans un graphique éloquent (cf. ci-contre) les résultats obtenus par soixante-cinq études de références entre 1960 et 2003, et réunissant au total 3 500 participants âgés de 5 à 102 ans[1].

1. Ohayon *et al.* 2004. Au cours de ces études, effectuées en laboratoire, le sommeil des dormeurs avait été suivi par polysomnographie : un procédé, fort courant en médecine du sommeil, qui consiste à enregistrer à l'aide d'électrodes 1) l'activité du cerveau, *via* l'électroencéphalogramme, 2) celle des muscles du menton (le plus souvent), *via* l'électromyogramme, et 3) celle des yeux, *via* l'électro-oculogramme ; l'analyse des signaux enregistrés

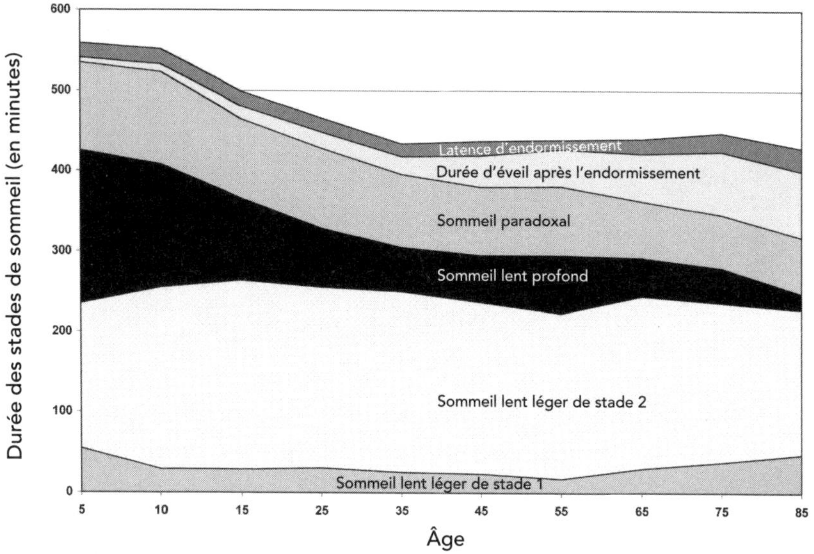

Figure 1.3 – L'amplitude moyenne des différents stades de sommeil en fonction de l'âge : le sommeil lent léger (stades 1 et 2), le sommeil lent profond (stade 3), le sommeil paradoxal, la durée d'éveil après l'endormissement, et la latence d'endormissement (c'est-à-dire le temps qu'on met pour s'endormir après l'extinction de la lumière). (Ohayon *et al.* 2004.)

On comprend alors qu'avec le temps les somnolences diurnes deviennent plus fréquentes. Que faire ? Peut-on remplacer le sommeil lent profond par davantage de sommeil paradoxal, ou par davantage de sommeil lent léger ? Les fonctions du sommeil nous révéleront bientôt qu'il ne faut pas trop y compter. En revanche, la sieste peut concourir très

---

permet alors d'obtenir un hypnogramme qui décrit la répartition des différents stades du sommeil au cours de la nuit.

efficacement à contrebalancer les effets délétères de nos nuits vieillissantes. Avant cela, voyons dans quelle mesure les besoins de sommeil diffèrent d'une personne à une autre, indépendamment de leur âge.

Petits et grands dormeurs, une histoire de privilège

Quel argument dit mieux l'importance du sommeil que la formule qui voudrait que nous passions "un tiers de notre vie à dormir" ? Un rapide calcul permet d'en prolonger l'idée sur vingt-quatre heures, mais à peine avons-nous le résultat en tête qu'il est aussitôt remis en question : qui d'entre nous dort précisément huit heures par jour ? Peu de monde, *a priori*. Et pas seulement, comme on pourrait le penser, pour des raisons familiales ou professionnelles. Celles-ci jouent évidemment un rôle et nous aurons l'occasion d'en reparler. Non, ce qui nous intéresse ici, c'est notre besoin physiologique de sommeil, considéré indépendamment des contraintes du quotidien.

Morphologie du sommeil

En l'espèce, il existe trois types de dormeurs : les "petits", les "moyens" et les "gros". Sont déclarées "petits dormeurs" les personnes dont les durées de sommeil par vingt-quatre heures – nécessaires pour rester alerte pendant la journée – sont inférieures à cinq ou six heures ; "moyens dormeurs", celles dont les besoins sont de sept à huit heures ; et "gros dormeurs" celles qui sont satisfaites avec au moins neuf heures. Mais il est difficile d'évaluer par le seul moyen dont nous disposons – le questionnaire de l'enquête épidémiologique – le pourcentage de chaque catégorie de dormeurs au sein de la population. Car si les dormeurs interrogés peuvent nous indiquer leur temps de sommeil (avec une marge d'erreur et d'imprécision inhérente à ce genre d'études), celui-ci n'a que peu de rapport avec leur besoin individuel, étant donné la multitude des contraintes (horaires de travail imposés, vie familiale, maladies, troubles du sommeil, etc.). Toutefois, on estime que le pourcentage des vrais "petits dormeurs" tourne autour de 7 % de la population, quand celui des vrais "gros dormeurs" avoisine les 10 %[1]. Nous verrons qu'aujourd'hui beaucoup de salariés, d'écoliers et d'étudiants qui se déclarent "petits dormeurs" sont en réalité en dette de sommeil. Pour leur santé, ils ne devraient pas concourir dans la catégorie des "poids plumes", qui se contentent de quatre à cinq heures par nuit, tout en étant – comme si cela ne suffisait pas – très actifs dès le lever du jour. Certes, ne le nions pas, c'est un avantage. Sachez, toutefois, qu'une étude épidémiologique menée par le département de psychiatrie de l'université de Californie, à San Diego, entre 1982 et 1988, auprès d'un très large échantillon de population (plus de 1,1 million d'Américains âgés de 30 à 102 ans), a permis d'observer que le taux de mortalité le plus faible était celui des personnes qui avaient dormi en moyenne sept heures par nuit, quand le plus élevé concernait

1. Pour vérifier cette estimation, l'une des études déjà évoquée du chronobiologiste allemand Till Roenneberg – menée auprès de 55 000 personnes âgées de 16 à 86 ans – a consisté à faire la moyenne des durées de sommeil en période de travail (la semaine) et en période chômée (le week-end), afin de compenser en partie la privation du sommeil des jours ouvrés (Roenneberg *et al.* 2007).

les personnes qui s'étaient contentées de quatre heures ou qui avaient dépassé les huit heures et trente minutes[1]. On ne peut cependant pas en déduire un temps de sommeil idéal pour l'organisme, car l'étude reposait sur les temps de sommeil effectifs des personnes interrogées et non sur leurs besoins réels. Les vicissitudes de la vie poussent malheureusement trop souvent à concourir en dehors de sa catégorie.

Le genre du sommeil

Dort-on davantage lorsqu'on vient de Mars ou de Vénus ? S'il est difficile – au sein d'une large population – de recenser les dormeurs en fonction de leurs besoins réels de sommeil, il n'est pas plus facile d'élucider ce point en y ajoutant la contrainte du genre. Dans tous les cas, les temps de sommeil rapportés par les dormeurs souffrent d'un biais : celui de la subjectivité. Car il arrive qu'un certain nombre d'entre les personnes interrogées par les enquêteurs exagèrent la brièveté de leur sommeil, faute d'en évaluer rigoureusement la durée ou par une sorte d'orgueil mal placé. De là l'intérêt des études en laboratoire, que les chercheurs aiment entreprendre pour confirmer les tendances que les questionnaires mettent en évidence. Reste que les enquêtes téléphoniques sont plus simples à organiser, et leur multiplication une manière efficace de consolider les données qu'elles recueillent. Elles ont aussi le mérite d'être mixtes, quand, pendant longtemps, comme le souligne la psychologue belge Myriam Kerkhofs, les études en laboratoire "ont essentiellement

1. Kripke *et al.* 2002. Pour l'expliquer, il faudrait pouvoir étudier, sur des dizaines d'années, une population importante de petits et de grands dormeurs restant en parfaite santé – ce qui est particulièrement compliqué.

porté sur le sommeil des hommes[1]", au motif que les fluctuations hormonales des femmes – qui accompagnent les cycles menstruels et les périodes de grossesse – ont une incidence considérable sur leur bien-être, leur santé et leur sommeil.

Si les études mixtes en laboratoire sont plus fréquentes aujourd'hui, elles n'ont pas permis de montrer de manière probante qu'il existerait une différence notable, entre les sexes, en termes de besoins réels de sommeil. En revanche, la vaste étude épidémiologique menée en 2014, auprès de 13 709 femmes et 10 962 hommes âgés de 15 à 85 ans, par le Centre du sommeil et de la vigilance de l'Hôtel-Dieu a montré qu'il y avait plus d'hommes que de femmes dans les catégories des plus courts dormeurs déclarés (+ 33 % dans la catégorie des dormeurs de quatre à six heures, et + 20 % dans la catégorie des dormeurs de six à sept heures), et plus de femmes que d'hommes dans les catégories des plus gros dormeurs déclarés (+ 25 % dans la catégorie des dormeurs de huit à neuf heures, et + 33 % dans la catégorie des dormeurs de neuf à dix heures)[2]. La même année, aux États-Unis, le département de psychiatrie de l'université de Pennsylvanie publiait une étude – rassemblant 34 320 femmes et 26 567 hommes, âgés de 15 ans et plus – qui aboutissait à une conclusion analogue : tous âges confondus, les hommes rapportaient en moyenne des temps de sommeil inférieurs d'une dizaine de minutes à ceux des femmes, mais cet écart, tout comme l'avait constaté l'étude française, tendait à disparaître une fois passé, chez les femmes, l'âge de la ménopause, et plus notablement encore à mesure que les personnes interrogées s'approchaient de la

1. Kerkhofs 2000, p. 30.
2. Léger *et al.* 2014.

soixantaine[1]. Bien évidemment, les conclusions de ces études ne sont que l'indication d'une moyenne, et il y a des femmes dans chaque catégorie, notamment dans celle des petits dormeurs.

L'animal programmé

Dans tous les cas, c'est l'infatigable chef d'orchestre – l'horloge biologique – qui dirige les opérations. Vous vous souvenez que la libération de la mélatonine et la baisse de la température interne sont des préalables à l'endormissement, tout comme la production de cortisol est un préalable au réveil ? Eh bien, dans chacune de nos catégories, ces trois paramètres sont programmés sans consulter les dormeurs, à tel point qu'en cas de privation totale de sommeil durant vingt-quatre heures le petit et le gros dormeur voient leur somnolence se calquer sur leur rythme de réveil habituel. Dans l'étude américaine coordonnée en 2003 par l'Institut national de psychiatrie du Maryland, les petits dormeurs ont ressenti les premiers effets de la somnolence à 23 heures – deux heures avant leur coucher habituel – et subi les effets de la fatigue de manière progressive jusqu'à 6 heures du matin (soit une demi-heure avant leur réveil habituel) ; les gros dormeurs ont ressenti eux aussi les premiers effets de la somnolence à 23 heures – c'est-à-dire à l'heure précise de leur coucher habituel –, et ces effets ont augmenté jusqu'à 8 h 30 du matin (soit une demi-heure avant leur réveil habituel). Dans les deux cas, ces personnes – privées de sommeil par les bons soins de la science – ont vu leur état de somnolence décroître, pendant cette nuit blanche, quand est venue l'heure habituelle de leur réveil, c'est-à-dire l'heure précise à

1. Basner *et al.* 2014.

laquelle le cortisol avait l'habitude d'entrer en action[1]. Deux ans plus tôt, la même équipe avait entrepris une expérience plus extrême encore en portant la privation totale de sommeil de nos volontaires à trente-sept heures : elle avait alors constaté une somnolence moins importante chez les petits dormeurs dans les dix dernières heures de la privation, preuve de leur résistance particulièrement forte à la pression du sommeil[2].

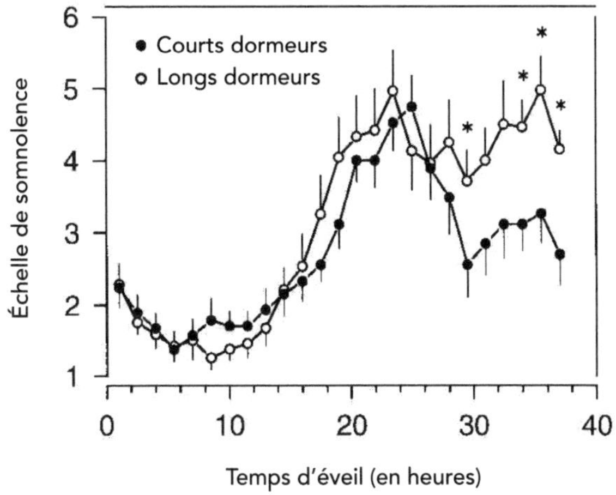

Figure 1.4 – Mesure de la somnolence ressentie pendant trente-sept heures d'éveil continu chez les courts et les longs dormeurs participant à l'étude. Les étoiles pointent les différences significatives. Les personnes devaient indiquer, sur l'échelle de Stanford, le niveau correspondant le mieux à leur état : "1. Sensation d'être actif, vif, alerte ou pleinement éveillé ; 2. Fonctionne à haut niveau mais pas au maximum, capable de concentration ; 3. Éveillé mais détendu, attentif, mais pas complètement alerte ; 4. Un peu fatigué, démotivé ; 5. Fatigué, perte d'intérêt, ralenti ; 6. Endormi, somnolent, luttant contre le sommeil, préférerait se coucher ; 7. Ne lutte plus contre le sommeil, endormissement proche, rêve[3]." (Aeschbach *et al.* 2001.)

1. Aeschbach *et al.* 2003.
2. Aeschbach *et al.* 2001.
3. Hoddes *et al.* 1973.

Telle mère, telle fille ?

Pourquoi ces différences ? D'où vient qu'on ne choisit pas plus notre besoin de sommeil que la couleur de nos yeux ? Naît-on poids plume ? Devient-on poids lourd ? Y a-t-il un déterminisme génétique à être du matin ou du soir, petit, moyen ou gros dormeur ? C'est ce que la recherche en génétique s'efforce de découvrir, inspirée par le fait qu'il n'est pas rare d'observer une similarité des rythmes circadiens entre les membres d'une même famille. Évidemment, ça ne constitue pas une preuve suffisante, mais ça justifie assez qu'on se pose des questions.

Les vrais jumeaux – dans la mesure où ils partagent le même patrimoine génétique – ont été les premiers à pouvoir nous renseigner. Depuis la fin des années 1970, un grand nombre d'études ont été menées en laboratoire pour comparer leurs chronotypes et leurs phases de sommeil. Ces études ont permis d'évaluer à environ 50 % le caractère héréditaire de notre temps de sommeil[1]. Toutefois, pour en savoir plus, l'étude seule des jumeaux ne suffit pas. Il faut avoir accès à un plus vaste échantillon de population. Et connaître le besoin réel de sommeil d'un très grand nombre d'individus, non seulement en dehors de toute pression environnementale (conditions de travail, de logement, statut marital, vie familiale, sociale, etc.), mais aussi de toute évaluation subjective[2]. Infranchissable difficulté. L'étude la plus déterminante, conduite par une équipe de l'institut de psychologie médicale de l'université Ludwig-Maximilians à Munich,

1. Cappuccio *et al.* 2010, p. 269.
2. Une subjectivité d'autant plus forte sur Mars que ce sont les hommes qui tendent – sans doute par souci de virilité – à sous-évaluer leurs heures de sommeil effectives.

n'a pu réunir que 4 251 personnes en 2013[1]. Et ses résultats n'ont pu expliquer qu'*a minima* (5 %) le caractère génétique du temps de sommeil.

L'accès aux gènes pose un autre problème : sans manipulation – impliquant, généralement, la suppression de tel ou tel gène pour observer les conséquences de son invalidation –, il n'y a pas, à l'heure actuelle, de compréhension possible des fonctions génétiques. Difficile à mettre en œuvre sur la base du volontariat, n'est-ce pas ? Voilà pourquoi, la mouche drosophile – aussi appelée mouche du vinaigre ou mouche des fruits – est devenue au XXe siècle le cobaye de prédilection des généticiens.

C'est ainsi qu'au début des années 1990 des scientifiques ont réussi à isoler, dans l'ADN de notre drosophile, plusieurs gènes de l'horloge biologique, dont les mutations pouvaient "abolir, raccourcir ou allonger de façon considérable la rythmicité circadienne[2]". Ces recherches – récompensées en 2017 par le prix Nobel de physiologie ou de médecine – n'expliquaient pas davantage le caractère génétique du temps de sommeil, mais elles mettaient au jour l'influence de certains gènes sur le chronotype des animaux. Privés de repères, ils s'endormaient de manière totalement erratique. Une avancée intéressante, quand on sait que l'homme – qui n'en volera pas davantage – partage 70 % de ses gènes avec cet insecte. Et une avancée qui fut rapidement mise à profit auprès d'un animal plus proche encore (90 % de génome commun) : la souris, chez qui tout a concordé, les mêmes gènes de l'horloge biologique déterminant précisément son chronotype.

---

1. Allebrandt *et al.* 2013.
2. Billiard 2000, p. 67.

Vint notre tour. Même si on s'est en réalité contenté, au fil des études, de prélever la salive de volontaires afin d'en analyser l'ADN et d'associer les variants des gènes de leur horloge biologique à leurs habitudes de sommeil. Le résultat n'en fut pas moins intéressant : en 2010, un spécialiste du sommeil et un biologiste moléculaire de l'université de Surrey, à Guildford, au Royaume-Uni, ont émis l'hypothèse que deux variants d'un gène particulier de notre horloge biologique pouvaient être impliqués dans l'établissement de notre chronotype[1]. Quant au caractère génétique de la durée nécessaire du temps de sommeil, si les études sur la drosophile et sur la souris semblent pour le moment probantes[2], celles sur l'homme sont encore trop récentes pour nous permettre d'en exposer ici la portée. Certes, en 2009, une étude a mis en lumière, au sein d'une famille de courts dormeurs, que la mutation d'un des gènes régulant l'expression génétique de leur horloge biologique expliquait à lui seul la brièveté (six heures) du temps de sommeil de chacun de ses membres[3]. Et ceci a été confirmé en 2014, auprès d'une autre famille de courts dormeurs atteinte elle aussi d'une mutation de ce même gène[4]. Mais la recherche n'en est encore qu'à ses débuts et, dans ces domaines particulièrement compliqués, nous devons nous armer de patience. Un jour viendra…

En attendant, laissons les mouches voler, libérons les souris, et allons voir d'un peu plus près à quoi sert notre sommeil.

---

1. Dijk & Archer 2010.
2. Naylor *et al.* 2000 ; Franken *et al.* 2000 et 2006 ; Dudley *et al.* 2003.
3. He *et al.* 2009.
4. Pellegrino *et al.* 2014.

2

SOMMEIL MÉDECIN

La nuit venue, c'est un spectacle étrange que le contraste d'un corps inanimé et de son bouillonnement intérieur, un contraste si saisissant qu'on a peine à imaginer le sommeil possible au milieu d'une telle agitation : en effet, alors qu'à l'extérieur tout semble à l'abandon, on découvre, en s'approchant d'un peu près, un monde en ordre de bataille, dans lequel une foule d'équipes soignantes, aussi corvéables que des ouvrières de ruche, s'apprête à envahir chaque recoin du corps pour le réparer et le soulager des maux du jour.

Vous savez l'importance qu'il y a à entretenir les mécaniques compliquées et combien les révisions régulières garantissent leur longévité. Votre organisme n'échappe pas à la règle. Mais, chez les mammifères, les machines du corps et du cerveau sont si gourmandes en énergie, si frénétiquement actives du matin au soir qu'il leur faut quotidiennement être refroidies, consolidées et remises à neuf. Voilà qui suffirait à expliquer que nous ne soyons pas de toutes les fêtes et que, la nuit venue, nous privilégiions généralement l'appel du sommeil.

Nous y sommes. Commençons par nous allonger. Ici, l'équipe soignante est à l'intérieur. Heureusement, sans quoi notre lit aurait tout l'air d'une table d'opération dans un bloc opératoire. Fermons les yeux. Nos muscles se relâchent, nos tensions disparaissent, les ondes du cerveau ralentissent. Ça y est, nous somnolons. Pourtant, dans notre sang, certaines molécules s'en donnent déjà à cœur joie.

Dormir pour se (re)construire

Ces hormones qui nous gouvernent

Le système hormonal – composé principalement d'un ensemble de glandes disposées verticalement le long de l'axe vertébral – a pour fonction de sécréter des molécules qui, en circulant dans le sang, délivrent des messages chimiques auprès des cellules afin de stimuler ou d'inhiber leurs actions. C'est ce contrôle chimique des fonctions vitales de nos cellules qui assure notre *nutrition*, notre *respiration*, notre *digestion*, notre *croissance*, bref notre survie. Le système, dit endocrinien (du grec *endo-*, "en dedans", et *krinien*, "sécréter"), irrigue tout le corps et travaille vingt-quatre heures sur vingt-quatre. Toutefois, il peut être plus actif à certains moments de la journée : d'une part, parce que l'horloge biologique lui fait libérer beaucoup de ses messagers de manière cyclique ; d'autre part, parce qu'il a parfois besoin d'un bon sommeil pour s'exprimer à plein.

Les hormones – il en existe une cinquantaine chez l'homme – ont des rôles bien définis : il y a celles qui sont spécialisées dans le métabolisme des cellules ; celles qui stimulent la croissance de l'enfant et de l'adolescent, et continuent, à l'âge adulte, à ralentir le vieillissement ; celles qui répondent aux innombrables épisodes de stress du quotidien ;

celles qui interviennent dans les processus de reproduction ; celles encore qui contrôlent notre appétit et régulent notre glycémie, etc. Or, les études ont montré que, quelles que soient les différences entre les hormones, beaucoup d'entre elles se sont affranchies (totalement ou en partie) de l'horloge biologique, préférant attendre que nous dormions pour passer à l'action, et ce indépendamment de l'heure à laquelle nous fermons les yeux. On comprend mieux pourquoi le manque de sommeil, dès lors qu'il porte directement atteinte au système endocrinien, peut devenir pathogène. C'est qu'on ne dort pas seulement pour se réveiller alerte et de bonne humeur. On dort d'abord pour se construire (enfant), puis pour se reconstruire (enfant et adulte).

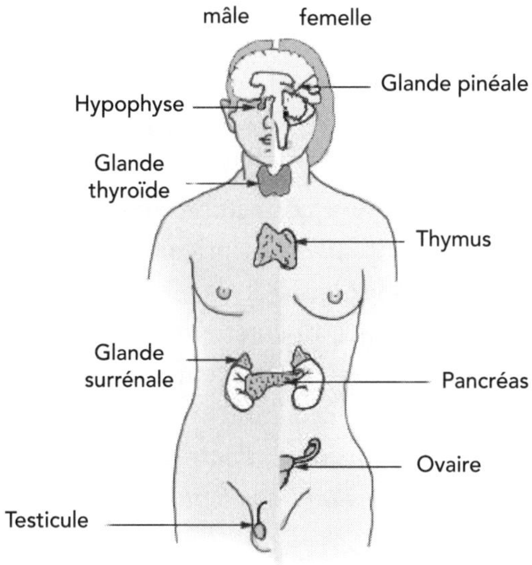

Figure 2.1 – Les principales glandes endocrines chez l'homme et la femme.

Loft laboratory

Parfois, pour les chercheurs, le meilleur moyen de savoir ce qui se passe pendant le sommeil est de nous en priver. Une nuit entière, si possible. C'est bien assez pour créer du désordre, et idéal pour vérifier si tel ou tel métabolisme indispensable à notre organisme n'est pas inextricablement lié au fait que nous dormons. C'est ainsi qu'on vérifie, depuis un demi-siècle, qu'un certain nombre des mécanismes d'entretien et de régénération de notre corps ont précisément besoin du sommeil pour se déclencher.

Prenons un groupe d'hommes de 18 à 35 ans[1], isolons-les dans un laboratoire et, pour commencer, enregistrons leur sommeil en continu par polysomnographie (voir note 1, p. 36). Afin de ne pas nous contenter d'analyser le comportement de leur cerveau, fixons à leur bras un cathéter et prélevons-leur un peu de sang toutes les trente minutes. En outre, pour ne pas perturber davantage leur sommeil, veillons à prolonger ce dispositif jusqu'à une pièce contiguë, où seront installés notre matériel d'analyse et un membre au moins de l'équipe de recherche. La nuit suivante, privons-les totalement de sommeil, laissons-les lire, regarder la télévision, écouter de la musique, observer le ciel, discuter entre eux, se stimuler les uns les autres pour ne pas se laisser entraîner par le sommeil, et procédons aux mêmes mesures.

Qu'observe-t-on d'une nuit à l'autre ? Que toutes les fonctions hormonales *dépendant de l'horloge biologique* ont lieu

1. Ce type d'expériences n'a jamais privilégié les femmes, car leur cycle menstruel, nous l'avons dit, peut avoir une influence non négligeable sur le système endocrinien.

exactement à la même heure, indépendamment du sommeil. Rien de plus normal, puisque l'horloge n'a pas eu le temps de se dérégler (rappelez-vous qu'il faut plusieurs jours pour se remettre d'un décalage horaire et donc corriger l'heure de notre horloge biologique). En revanche, d'autres fonctions hormonales semblent être exclusivement *dépendantes du sommeil.* Dans notre expérience, elles n'ont pas complètement disparu des radars lors de la privation de sommeil – puisque la production d'hormones, même réduite, est ininterrompue –, mais elles n'ont pas connu l'habituel pic de libération observé pendant les phases de ralentissement des ondes cérébrales. C'est le cas d'une des plus importantes hormones du système endocrinien : l'hormone de croissance, un peptide essentiel au développement de l'enfant et de l'adolescent, à la régénération cellulaire chez l'adulte, à l'entretien des cartilages et à la synthèse des protéines. Pour elle, la règle est claire : le sommeil, c'est l'action.

Les bonnes ondes de la croissance

Cela fait d'ailleurs un demi-siècle qu'on soupçonne que cette libération massive d'hormone de croissance a lieu dès l'entrée dans le premier wagon du sommeil lent profond. Et ce, indépendamment de l'heure d'endormissement[1]. Un graphique issu de l'étude américaine de l'école de médecine de l'université Washington, à Saint Louis (Missouri), menée durant six mois auprès de huit participants, l'illustrait déjà parfaitement en 1968.

1. Takahashi *et al.* 1968 ; Sassin *et al.* 1969.

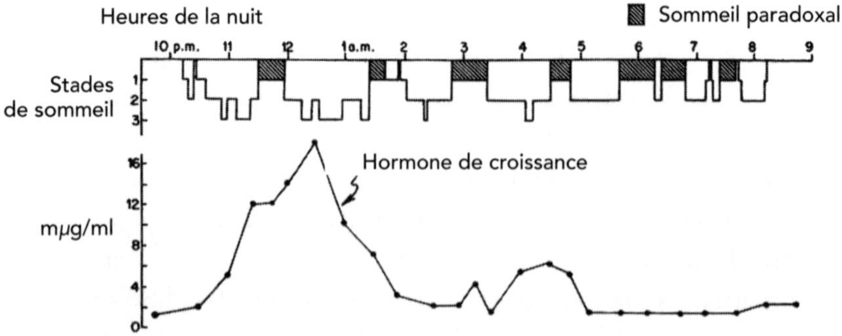

Figure 2.2 – Les stades de sommeil apparaissent dans la partie supérieure du graphique : à l'évidence, dans cette expérience, chaque entrée en sommeil lent profond (stade 3) un peu durable provoquait une hausse spectaculaire du taux d'hormone de croissance. (Takahashi *et al.* 1968.)

Les études complémentaires qui ont suivi l'ont confirmé. Dès 1992, puis en 2000, deux études réalisées par la Belge Ève Van Cauter, professeur au département de médecine de l'université de Chicago, établissaient plus formellement le lien de cause à effet entre une sortie du sommeil lent profond et un ralentissement de la production de l'hormone de croissance[1]. En 2004, une étude menée par la même équipe a permis de mettre en évidence qu'une augmentation de cette phase de sommeil, provoquée volontairement par l'usage d'un psychotrope, augmentait proportionnellement la sécrétion de ladite hormone[2]. Six ans plus tard, l'équipe du neurobiologiste allemand Jan Born émettait l'hypothèse qu'une concentration élevée d'hormone de croissance pendant le

1. Van Cauter *et al.* 1992 ; Van Cauter & Copinschi 2000.
2. Van Cauter *et al.* 2004.

sommeil lent profond pouvait renforcer la mémoire immunitaire, c'est-à-dire la capacité pour le système du même nom à se défendre plus rapidement et plus efficacement lors de la répétition d'une agression virale ou bactérienne[1]. Comme l'illustre parfaitement la figure 2.3 (p. 54), les ondes *delta* du sommeil lent profond induisent en effet une production importante d'hormone de croissance, mais aussi de prolactine – une hormone peptidique qui intervient dans la croissance et dans l'immunité[2]. Or cette hormone a un comportement similaire à l'hormone de croissance : des niveaux minimums autour de midi, une infime progression dans l'après-midi et une explosion dès l'entrée en sommeil lent profond[3]. Parallèlement, l'absence d'hormones de stress (cortisol, épinéphrine et norépinéphrine) à ce moment de la nuit favorise à l'évidence l'activation d'un processus de mémoire immunitaire qui pourrait plus difficilement avoir lieu si l'effet anti-inflammatoire du cortisol était actif, ce qui est toujours le cas, comme nous le verrons, en période de veille[4]. Enfin, ce qui a été observé pour l'hormone de croissance et la prolactine l'a été dans les mêmes proportions pour un facteur de croissance bien connu des pédiatres : l'IGF-1[5], spécialisé dans la stimulation de la croissance des cartilages et des os chez l'enfant[6].

---

1. Lange *et al.* 2010. Cf. p. 123-124.
2. La prolactine a aussi un rôle particulièrement important, chez la femme, dans la reproduction et la lactation. Un manque de sommeil prolongé, induisant un déficit en prolactine, pourrait donc avoir un effet sur la fécondité.
3. Spiegel *et al.* 1994 et 1995.
4. Cf. p. 130-131.
5. Pour *Insulin-like Growth Factor-1* ("facteur de croissance-1 analogue à l'insuline").
6. Faraut *et al.* 2011.

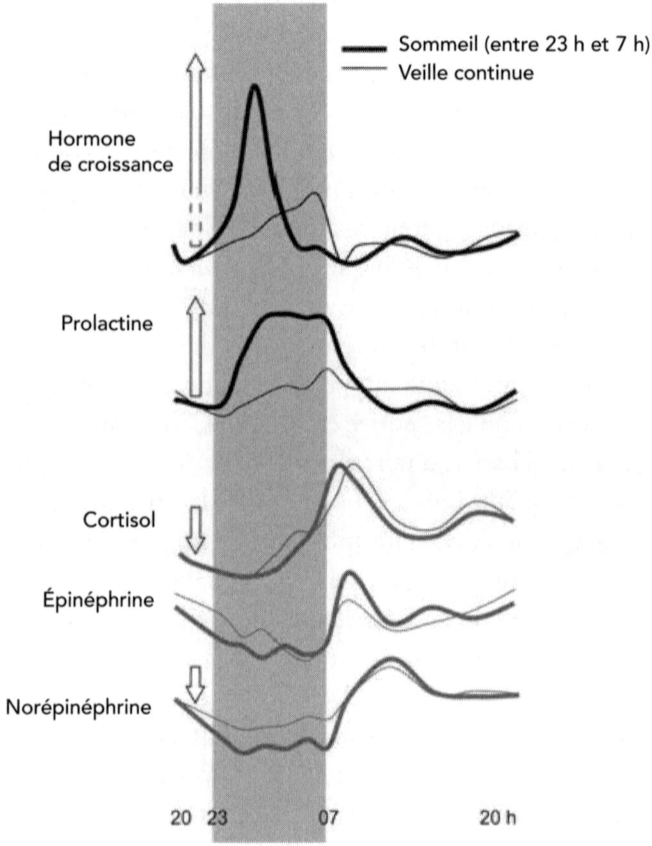

Figure 2.3 – Effets du sommeil et de l'horloge biologique sur l'expression de plusieurs hormones. Où l'on voit à quel point l'hormone de croissance et la prolactine réagissent au sommeil lent profond de la première partie de nuit, tandis qu'au même moment les hormones de stress enregistrent leur décrue. (Les courbes grasses concernent les participants qui, sur vingt-quatre heures, ont dormi huit heures entre 23 heures et 7 heures du matin ; les courbes fines concernent ceux qui ont veillé durant vingt-quatre heures.) (Lange *et al.* 2010.)

Chacune de ces études aboutit en somme à la même conclusion, qu'on pourrait aisément résumer par cette formule : *manque de sommeil = croissance altérée + vieillissement accéléré.* Aussi faut-il penser le sommeil lent profond comme d'autres pensent la subvention : ce que vous ne consommez pas avant la fin de l'année est perdu. Sans compter qu'à partir de la quarantaine, comme on sait, le pécule est progressivement revu à la baisse.

Sommeil viril

Le sommeil, c'est aussi le rendez-vous incontournable de la testostérone, l'hormone sexuelle mâle par excellence (les femmes ayant en moyenne un taux de testostérone dix fois moindre que celui des hommes). La testostérone, à l'instar de l'hormone de croissance, privilégie pour s'imposer le moment où l'homme dort[1]. Sa production – basse mais indispensable pendant la journée, étant donné le rôle de cette hormone sur la vigilance, la vigueur et le développement musculaire en général – devient massive quand le cerveau se repose. Cette fois, il semblerait que le sommeil lent profond ne soit pas le stade de production privilégié, puisqu'il a été constaté que la testostérone était plus sensible à une privation de sommeil en *seconde* qu'en *première* partie de nuit, c'est-à-dire lorsque les sommeils lent léger et paradoxal sont prédominants[2]. C'est ainsi qu'au petit matin, après une nuit complète et réparatrice, elle abonde, et que le soir elle s'amenuise.

1. Axelsson *et al.* 2005.
2. Luboshitzky *et al.* 1999.

Mais lorsque des scientifiques suédois de l'Institut national de médecine psychosociale de Stockholm ont convié en 2005 sept personnes âgées de 22 à 32 ans à dormir le jour plutôt que la nuit, le même phénomène d'abondance s'est manifesté pendant leur sommeil diurne[1]. Quelques années plus tard, à l'université de Chicago, pour évaluer les effets du manque de sommeil sur la production de testostérone, Ève Van Cauter et sa collègue neurobiologiste Rachel Leproult ont infligé huit nuits consécutives de cinq heures de sommeil à dix personnes de 24 ans de moyenne d'âge : cette fois, si la production *nocturne* de testostérone n'en a pas trop souffert, la production *diurne*, elle, a chuté de 10 à 15 %[2] : de quoi diminuer l'agressivité d'un sportif en mal de compétition, altérer la rage de vaincre d'un entrepreneur, ou démotiver un étudiant à l'oral d'un concours. En outre, quand nous comparons – à l'instar, en 2003, d'une équipe israélienne du Centre médical Haemek, à Afoula – des dormeurs âgés de vingt ans à des dormeurs âgés de quarante, nous constatons que la dégradation avec l'âge de la qualité du sommeil va de pair avec une chute d'environ 30 % de la production de testostérone pendant le sommeil[3]. Dans un même ordre d'idée, il a été découvert que chaque année, chez l'homme, le taux de testostérone chute de 1 à 2 %[4]. Dans la vie de tous les jours, une nuit blanche ou une restriction de sommeil de plusieurs jours ont donc un effet négatif sur la production de cette hormone[5]. À moyen

1. Axelsson *et al.* 2005.
2. Leproult & Van Cauter 2011.
3. Luboshitzky *et al.* 2003.
4. Harman *et al.* 2001.
5. Leproult & Van Cauter 2011 (pour la restriction de sommeil) ; Luboshitzky *et al.* 2001 (pour la fragmentation de sommeil) ; Axelsson *et al.* 2005 (pour la nuit blanche).

terme, un sommeil régulier de mauvaise qualité peut même porter préjudice au développement de la masse musculaire, à la vigueur en général, à la libido en particulier, et avoir des conséquences, là encore, sur la fécondité[1].

Qui dort dîne

Nous l'avons dit, le sommeil est une mer d'huile, inerte en surface et comme hors du temps, mais bouillonnante de vie et pleine de courants en profondeur. Mais ça ne signifie pas qu'à côté de nos explosions d'hormones certaines parties du corps ne sommeillent pas paresseusement. C'est notamment le cas du système digestif, pour qui le sommeil est une période de jeûne, un temps de repos indispensable, une parenthèse salutaire. Or un tel répit ne se fait pas tout seul et a besoin d'être protégé : là encore, c'est une hormone qui veille au grain, la leptine, l'hormone chargée d'envoyer au cerveau, au cours de chaque repas, un message de satiété, mais qui, lorsque nous sommes endormis, contient notre appétit, surtout au cours du sommeil lent profond[2]. Et pour cause, en fin de journée, notre système digestif, exténué, devient plus intolérant au glucose (l'un des trois nutriments élémentaires du vivant, avec les acides aminés et les lipides) : l'insuline, l'hormone chargée au fil des heures de réguler notre concentration de glucides dans le sang, perd tout à coup en efficacité.

1. Bremner 2010.
2. Simon *et al.* 1998.

Notre appétit, quant à lui, est stimulé par sa rivale : la ghréline, une hormone qui entre en scène avant chacun des trois repas, mais diminue la nuit venue, inhibée par le sommeil[1]. Il arrive pourtant, tard le soir, qu'on ressente le besoin de s'offrir un peu de sucre. N'avez-vous jamais grignoté lorsque, pour des raisons professionnelles ou familiales, il vous fallait lutter contre le sommeil ? Les travailleurs de nuit le savent mieux que les autres : rien n'est plus simple que d'avaler une friandise pour recouvrer rapidement un peu d'énergie. De même qu'on a vite fait de résister à une mélancolie passagère ou chronique – si souvent vectrice d'insomnie – en trouvant dans le sucre un ersatz de consolation. Tout cela explique pourquoi, bien souvent, le manque de sommeil est source de diabète, d'obésité et, à long terme, d'accidents cardiovasculaires. Il s'accompagne trop souvent d'une alimentation inappropriée, qui plus est au moment où nous ne devrions pas manger. Et la leptine est justement là pour nous aider à résister à ce genre de tentation. Sensible aux injonctions de l'horloge biologique, elle se manifeste quand la nuit tombe, mais elle est encore plus active pendant le sommeil[2]. Malheureusement, une insuffisance prolongée de sommeil ne risque pas seulement de favoriser une alimentation nocturne, elle a aussi tendance à dérégler la production diurne de leptine et de ghréline, provoquant là encore une augmentation de l'appétit et de la sensation de faim tout au long de la journée[3].

1. Wren 2001 et Spiegel 2011.
2. *Ibid.*
3. Spiegel *et al.* 2004.

Quand l'horloge s'en mêle

D'autres hormones peuvent avoir partie liée avec le sommeil sans pour autant que leur production ne chute en l'absence de ce dernier. C'est le cas de la mélatonine et du cortisol, qui se chargent, nous l'avons vu, de nous préparer respectivement au sommeil et à l'éveil. La figure 2.3 (p. 54), illustrant le processus d'activation de la mémoire immunitaire, est à ce propos particulièrement éloquente : la ligne grasse (sommeil) et la ligne fine (veille) du cortisol dessinent la même courbe, car c'est l'horloge biologique qui en commande la production, et non le sommeil[1]. C'est aussi le cas de la thyréostimuline, qui, comme son nom l'indique, sert à stimuler la production d'hormones par la glande thyroïde et par là à booster le métabolisme des cellules. En journée, sa concentration est stable et plutôt faible. C'est en fin d'après-midi, quand la température corporelle est à son maximum, que l'horloge biologique réclame la montée en puissance de cette hormone énergisante, et ce jusqu'en début de soirée[2]. Fort heureusement, telle une jachère pour le corps, le sommeil y met fin dès les premières secondes du sommeil lent profond[3].

1. Cf. p. 18-25.
2. Allan & Czeisler 1994.
3. Goichot *et al.* 1992.

Le grand nettoyage

Si, bien souvent, l'on dit dormir "pour retrouver un peu de force", il ne faut pas croire que l'organisme attende la nuit pour reconstituer son stock d'énergie. Lorsqu'il en a besoin, il la produit, de jour comme de nuit, et la consomme aussitôt. Ce que permet le sommeil, c'est d'en dépenser moins (une économie de 32 % en huit heures de sommeil[1]), et surtout de la consacrer à quelque chose qui ne peut pas avoir lieu sans lui : réparer les dégâts causés par les heures de veille, et nettoyer l'intérieur du corps – encrassé par une journée d'intense activité physique et cérébrale – de la tête aux pieds.

Fontaine d'agents antioxydants

En dehors du travail d'élimination accompli par le système digestif, l'organisme doit, pour survivre, se débarrasser de quelques mauvais déchets de notre métabolisme, en particulier l'urée (un déchet azoté provenant de la dégradation des protéines par le foie et susceptible, en excès, de contribuer au développement du syndrome métabolique) et les radicaux libres dérivés de l'oxygène, qui sont, de loin, les déchets les plus toxiques et à l'origine de ce qu'on nomme le stress oxydatif[2]. Celui-ci, en détériorant les molécules vitales, finit

1. Jung *et al.* 2011.
2. C'est la réduction, lors du métabolisme cellulaire, de l'oxygène moléculaire (O_2) en eau (H_2O) qui peut conduire à la formation dans l'organisme des radicaux oxygénés libres. Ces molécules – rendues très instables par leurs électrons "célibataires" et ne demandant, en conséquence, qu'à s'apparier avec d'autres électrons pour former d'autres molécules,

par favoriser l'apparition des maladies chroniques comme le cancer, les maladies coronariennes, le diabète, l'insuffisance rénale, etc. Nous verrons au chapitre 7 les bienfaits thérapeutiques qu'en la matière la sieste peut prodiguer.

Si l'urée est filtrée par les reins, avant d'être éliminée avec les urines, on ne se protège des radicaux libres qu'en les transformant. Pour cela, l'organisme doit disposer d'un bataillon d'agents antioxydants : des enzymes comme le glutathion, susceptibles d'être fabriquées par la plupart des cellules, et des molécules plasmatiques, comme la taurine et la vitamine E. Là encore, l'opération n'est pas une exclusivité du sommeil, mais de nombreuses études ont démontré que la concentration dans le sang de ces "pièges à radicaux oxygénés libres" atteint un pic quand on dort[1]. Il a été en outre observé, chez le rat, qu'en cas de privation de sommeil le stress oxydatif augmente de 150 % la quantité, dans le foie, d'un des principaux radicaux libres issus de l'oxydation des lipides (le malondialdéhyde)[2], quand, parallèlement, les défenses antioxydatives de ce même organe n'augmentent pas assez pour y faire face[3] : il faudra attendre le prochain épisode de récupération pour que celles-ci reviennent à leur niveau d'équilibre. Chez l'homme, ce radical libre est près de deux fois plus présent dans l'urine le jour (avec un pic en fin de journée) qu'il ne l'est la nuit[4].

---

potentiellement radicalaires – sont susceptibles de détruire partiellement ou entièrement les structures cellulaires et tissulaires qui les entourent.
1. Blanco *et al.* 2007.
2. Chang *et al.* 2008.
3. Everson *et al.* 2005.
4. Kanabrocki *et al.* 2002.

Quant à l'urée, une étude sur la souris a mis en évidence qu'une privation de sommeil augmentait son taux dans le sang, signe que son élimination par le rein en avait été altérée[1]. Les autres déchets présents dans le liquide interstitiel – notamment ceux dus aux produits chimiques qui envahissent notre environnement quotidien (pesticides, hydrocarbures, métaux lourds, phtalates, bisphénol A et des milliers d'autres composés jamais évalués[2]) – sont acheminés par le sang et la lymphe, de jour comme de nuit, jusqu'au centre de détoxification de l'organisme qu'est le foie, avant d'être, dans le meilleur des cas, filtrés par le rein et éliminés dans l'urine.

Grandes eaux cérébrales

De son côté, le cerveau produit une quantité de substances toxiques tout aussi impressionnante. Il faut dire qu'il consomme 20 à 25 % de l'énergie déployée pendant les heures de veille, alors même qu'il ne pèse, en moyenne, que 1,5 kilogramme. Rien d'étonnant lorsqu'on pense aux cent milliards de neurones qui n'attendent qu'un battement de cils, qu'un frémissement, qu'une démangeaison et des milliards d'autres stimuli quotidiens pour s'activer et transmettre des signaux électriques *via* leurs terminaisons axonales. À la fin de la journée, le liquide céphalorachidien – qui est une autre façon de désigner le sang du cerveau, mais un sang hautement filtré, débarrassé de tout élément contaminant – est plein des résidus potentiellement toxiques échappés de ces échanges synaptiques. Les peptides bêta-amyloïdes en font malheureusement

1. Periasamy *et al.* 2015.
2. Aubert 2018, p. 18.

partie : par leur accumulation sur les neurones, ils favorisent les réactions inflammatoires et la production de radicaux libres neurotoxiques qui, en détruisant les neurones, conduisent à la maladie d'Alzheimer. Il est donc important de s'en débarrasser régulièrement, de même qu'on se lave les dents pour ne pas laisser à la plaque dentaire le temps de se former.

Aussi le relâchement de l'activité cérébrale pendant le sommeil (par le biais des ondes lentes) n'explique-t-il pas, à lui tout seul, que notre cerveau sorte ragaillardi d'un long ou d'un bref endormissement. Son nettoyage accéléré au cours du sommeil y est pour beaucoup. Mais la méthode employée est assez surprenante. Pour commencer, il faut savoir que le liquide céphalorachidien qui irrigue le cerveau est si bien filtré qu'il n'est pas même en contact avec la lymphe – une manière pour cet organe de se protéger des lymphocytes et de leur agressivité immunitaire. Le cerveau va ainsi pousser ses déchets hors du liquide intercellulaire où ils s'accumulent, non seulement vers les méninges – ces enveloppes conjonctives qui séparent le crâne de l'encéphale et qui, elles, sont drainées par la lymphe –, mais aussi vers le liquide interstitiel. De là, ils rejoindront le long fleuve des déchets métaboliques. L'originalité – mise en évidence chez la souris, en 2013, par une équipe américaine de l'université de New York –, c'est que, pendant le sommeil, l'espace entre nos milliards de cellules cérébrales augmente de 60 %[1]. Non pas que nous prenions la grosse tête. Au contraire, quand nous dormons, nous ne faisons que redevenir nous-mêmes : la journée, en effet, quand il fonctionne à plein régime, le cerveau est contracté, recroquevillé sur lui-même ; avec le sommeil, il se détend, se

1. Xie *et al.* 2013.

dilate, retrouve son amplitude. Le liquide céphalorachidien peut alors évacuer deux fois plus rapidement les métabolites toxiques du cerveau vers le liquide interstitiel. À la longue, des nuits trop courtes compromettent l'effet restaurateur et protecteur du sommeil. Elles conduisent tôt ou tard à une accumulation trop importante des déchets cervicaux – ce à quoi la sieste pourrait remédier –, qui risquent non seulement d'altérer la mémoire, mais aussi de former des dépôts extracellulaires à l'origine de la maladie d'Alzheimer.

La mémoire consolidée

Votre mémoire, justement, parlons-en. Vous ne la sollicitez volontairement qu'en cas d'urgence, ni plus ni moins que lorsque vous vous empressez de gonfler vos poumons avant de mettre la tête sous l'eau. Ainsi, avant de passer un concours ou un coup de fil important, vous tâchez de vous souvenir. Le reste du temps, c'est un automatisme. À ceci près que votre mémoire est un petit peu plus capricieuse que votre respiration, et que vous oubliez parfois ce que vous souhaiteriez retenir. En cause, votre plasticité cérébrale et les hasards de ce que vous rejouez pendant le sommeil qui sont à l'origine de la transformation de votre mémoire immédiate en mémoire à long terme.

Il faut oublier…

Chaque moment vécu, chaque réflexion menée, chaque apprentissage, chaque expérience, chaque mouvement est encodé dans le cerveau sous la forme de connexions synaptiques entre les neurones. Autrement dit, pour notre cerveau, ils ne sont rien de moins qu'une succession d'influx nerveux, qui constituent en l'espèce le langage cérébral. Un tel déploiement d'activités, à l'échelle d'une journée, réclame une grande quantité d'énergie, nous l'avons dit, mais aussi une certaine plasticité du cerveau qui va devoir – pour gérer l'infinie diversité des messages et permettre, au milieu d'eux, l'apprentissage de certaines opérations mentales – créer, détruire et constamment réorganiser les réseaux de neurones et leurs connexions. Les mouvements que je viens d'effectuer pour taper les mots de cette phrase, par exemple, font évidemment partie de cette infinité d'encodages dont le souvenir serait superfétatoire. Mais la connaissance que j'ai de l'emplacement de chaque lettre sur mon clavier fait partie précisément de l'apprentissage qui a été consolidé et qui continue de l'être. Or il est apparu que ce tri sélectif se faisait de manière particulièrement efficace pendant le sommeil, notamment par le biais d'une réduction de la taille de l'interface synaptique entre les neurones[1].

Faire de la place à la mémoire

Lorsque nous ne dormons pas, le cerveau doit pouvoir subvenir au besoin énergétique d'un grand nombre d'opérations, et l'intensité des connexions entre les neurones qui conduisent un apprentissage est relativement faible. C'est pourquoi l'information sous-jacente est si fragile et notre mémoire immédiate si labile. C'est aussi la raison pour laquelle il est nécessaire de rabâcher un texte ou un morceau de musique

1. De Vivo *et al.* 2017 ; Diering *et al.* 2017.

qu'on essaie de retenir, un peu comme si notre mémoire était dure d'oreille : seules les opérations répétées bénéficient d'une forte intensité de connexion. L'un des grands intérêts du sommeil, c'est qu'il va permettre qu'une partie des connexions établies pendant l'éveil soit rejouée : certaines, en majorité liées à des informations mineures, voire parasites, le seront avec une force synaptique de beaucoup plus faible intensité, ce qui aura pour effet de favoriser peu à peu leur disparition et leur oubli ; quelques autres, les informations importantes, le seront au contraire avec beaucoup plus de force qu'en temps de veille. C'est d'ailleurs le sacrifice de la majorité de nos connexions qui permet, par l'économie énergétique qui en résulte, d'en consolider une minorité. Car le cerveau a également besoin de se reposer, et c'est une double mission qui a été confiée au sommeil : l'énergie consommée par le cerveau doit impérativement diminuer, mais certaines informations doivent aussi être impérativement consolidées.

Le replay ou l'art de réviser en dormant

Ce processus est à la base de la théorie du replay, qu'une étude sur le rat a mise en évidence en 1994. Cette année-là, des chercheurs de l'université d'Arizona, à Tucson, aux États-Unis, ont mis un rongeur – dont le cerveau était relié à des électrodes – en situation de trouver l'un des multiples embranchements qui, d'un carrefour, le mènerait à une récompense. Après avoir enregistré la séquence des échanges neuronaux impliquée dans la résolution du problème – soit l'activité des neurones spécialisés dans la géolocalisation, communément appelés neurones de lieu –, les scientifiques ont constaté que les mêmes neurones étaient sollicités pendant le sommeil lent profond de l'animal : la séquence était répétée "à blanc", c'est-à-dire à l'identique mais sans les mouvements associés aux stimuli qui, à l'état de veille, faisaient avancer le rat dans la bonne direction[1].

Ce type d'expérience par craniotomie étant terriblement intrusive, il est impossible de la reproduire et d'en vérifier les résultats sur l'homme. En revanche, l'imagerie par résonance magnétique fonctionnelle (IRMf), non invasive, permet de s'en approcher : l'observation du débit sanguin dans les zones cérébrales – étant donné que le sang apporte au cerveau les éléments nécessaires à son activité, comme l'oxygène – est en effet une bonne manière, quoiqu'indirecte, de mesurer l'activité neuronale. L'étude menée en 2004 par le neuropsychologue Philippe Peigneux et son équipe de l'Université libre de Bruxelles a permis d'observer une réaction similaire dans le cerveau de trente-six volontaires triés sur le volet. L'idée était de les soumettre, le jour, à un exercice de navigation spatiale sur écran, et d'observer leur sommeil la nuit venue. Les candidats devaient retrouver leur chemin dans les dédales d'une ville virtuelle, et les chercheurs voir si les régions du cerveau activées lors de cet exercice l'étaient à l'identique au cours du sommeil. On comprend que la sélection ait été drastique : qui d'entre nous pourrait supporter d'être enfermé dans un caisson ultrabruyant, d'abord le temps d'une promenade virtuelle (consistant à apprendre à rejoindre un lieu précis en moins de quatre-vingt-dix secondes), puis d'y passer la nuit sans bouger, avant de s'y endormir profondément durant six heures ? Grâce au concours de ces dormeurs tout-terrain, les chercheurs ont pu observer que des aires de l'hippocampe – la

1. Wilson & McNaughton 1994.

région du cerveau impliquée dans les processus de mémorisation – sollicitées au cours de la navigation virtuelle étaient réactivées à l'identique au cours du sommeil lent profond. Mieux encore, l'expérience révéla que plus la réactivation nocturne était importante, plus les performances au réveil étaient grandes[1].

Dis-moi ce que tu retiens, je te dirai comment tu dors

Le sommeil lent profond déclinant avec l'âge, on comprend que la plupart des adultes, au-delà de quarante-cinq ans, voient leur mémoire progressivement perdre en vigueur. Le sommeil lent profond n'est pas seulement la condition d'une bonne récupération, il est aussi la condition d'une mémoire consolidée. Ainsi, quel que soit notre âge, un manque de sommeil peut expliquer une plus forte propension à oublier. Fort heureusement, cela ne concerne qu'une partie de notre mémoire, car plusieurs études ont montré que le sommeil paradoxal participe lui aussi à son entretien, mais avec cette particularité qu'il n'est pas tout à fait sensible aux mêmes informations.

Il existe en effet deux types de mémoire : la mémoire *déclarative* et la mémoire *non déclarative* ou *procédurale*. La première est la mémoire des faits, des idées et des événements, avec deux composantes : la mémoire sémantique (retenir un texte, par exemple) et la mémoire épisodique (se repérer dans l'espace et dans le temps). La seconde, inconsciente celle-là, concerne les performances, les capacités motrices et perceptives, les habitudes et les apprentissages émotionnels (lire un

1. Peigneux *et al.* 2004.

texte, saluer quelqu'un, faire du vélo, jouer ou tennis ou d'un instrument, par exemple)[1]. Qu'on ait à exécuter une succession de mouvements de doigts sur un clavier ou à retenir une liste de paires de mots, le sommeil se chargera à sa manière d'en consolider l'apprentissage[2]. Ce qu'en 1997 le psychologue Werner Plihal et le neurobiologiste Jan Born, chercheurs à l'université de Lübeck, en Allemagne, ont démontré, c'est que le sommeil lent profond s'emploie à consolider la mémoire déclarative, et le sommeil paradoxal la mémoire procédurale. Il a suffi de faire dormir un premier groupe de volontaires – ayant appris une liste de mots – uniquement pendant la première partie de leur nuit (riche, comme l'on sait, en sommeil lent profond) et un deuxième groupe uniquement pendant la seconde partie de la nuit (riche, quant à elle, en sommeil paradoxal), pour s'apercevoir que, à leur réveil, les performances mémorielles du premier groupe étaient deux fois supérieures à celles du groupe de contrôle (dont les membres avaient été totalement privés de sommeil), mais aussi à celles du deuxième groupe. En revanche, lorsqu'il s'est agi, pour d'autres dormeurs, de tracer à leur réveil la forme géométrique mémorisée la veille, les dormeurs de la seconde partie de nuit se sont montrés deux fois plus performants que ceux de la première[3].

1. Cf. Squire & Kandel 2005, p. 35 et 50.
2. Des expériences sur ces deux types de mémoires ont été menées en 2002 et en 2007 (Fischer *et al.* 2002 ; Gais *et al.* 2007 ; Walker *et al.* 2002). Les candidats qui dormaient retenaient bien mieux les exercices de la veille que ceux qui étaient privés de sommeil.
3. Plihal & Born 1997.

Ainsi notre mémoire déclarative est-elle altérée par un déficit de sommeil lent profond – autrement dit, lorsque nous avançons en âge ou lorsque nous accumulons de la dette de sommeil. Toutefois, la nature s'est révélée indulgente : une étude a montré que le sommeil paradoxal consolide aussi la mémoire déclarative à la condition qu'elle soit chargée en contenu émotionnel[1]. De là à comprendre pourquoi nous aimons tout particulièrement les professeurs qui ont le talent de nous émouvoir, et pourquoi leurs cours sont toujours mieux retenus et mieux compris que ceux des professeurs sans couleurs, il n'y a qu'un pas.

Mais qu'en est-il d'une mémoire émotionnelle trop forte, douloureuse, traumatisante ? Doit-on craindre que le sommeil paradoxal n'en attise le souvenir, quand nous aurions tout intérêt à l'enterrer un peu ? Là encore, la nature a pensé à tout : le cortisol – qui, comme nous l'avons vu, est particulièrement présent en seconde partie de nuit – a justement pour fonction de nous protéger de la mémoire à trop fort contenu émotionnel. L'équipe de Jan Born a en effet découvert qu'en réduisant chimiquement la production de cortisol (à l'aide d'une protéine injectée par voie nasale) la mémorisation des informations à fort contenu émotionnel augmentait[2].

Le sommeil, par conséquent, a non seulement pour fonction de nettoyer notre cerveau de notre mémoire parasite, mais aussi de le soulager de notre mémoire traumatique. Il

1. Wagner *et al.* 2001.
2. Wagner *et al.* 2005.

réserve au sommeil lent profond l'entretien de la mémoire déclarative et au sommeil paradoxal celui de la mémoire procédurale et émotionnelle. Toutefois, n'allez pas vous satisfaire d'avoir suffisamment de l'un ou de l'autre, ni vous consoler du verre à moitié plein : "Si je n'ai plus de mémoire déclarative, au moins me reste-t-il de la procédurale et de l'émotionnelle." Ce serait trop simple. Car il semblerait, selon une étude menée par Christian Benedict – chercheur au département de neurosciences de l'université d'Uppsala, en Suède –, que ce soit aussi la fréquence de l'alternance entre ces deux types de sommeil qui optimise la consolidation mnésique[1]. D'où l'importance de consacrer du temps au sommeil, car l'alternance de ces phases a plus facilement lieu quand le sommeil est plus long. Votre mémoire en sortira renforcée.

Souvenirs trompeurs

Les mauvais dormeurs pourront toujours tenter de se faire pardonner leurs oublis en prétendant manquer de sommeil. Mais, à moins de pratiquer la sieste assidûment, ils ne pourront pas grand-chose contre la méfiance qu'ils inspireront après un tel aveu. Car, comme l'a montré en 2008 Susanne Diekelmann – chercheuse en neurosciences à l'université de Tübingen, en Allemagne –, la perte de sommeil est malheureusement propice à la production de "fausse mémoire". Son étude avait consisté à soumettre 145 participants âgés de 18 à 35 ans à quatre expériences d'apprentissage différentes. Le point de départ avait été le même pour tous : l'apprentissage de dix-huit listes de quinze mots reliés entre eux par

1. Benedict *et al.* 2009.

une thématique qui, elle-même, était exclue desdites listes : par exemple, pour la thématique “noir”, la liste comportait les mots “nuit”, “sombre”, “charbon”, etc., mais pas le mot “noir”. Les participants avaient été ensuite soumis à différents régimes de privation de sommeil sur un ou deux jours, puis invités à dire si les mots qu'on leur présentait (qui étaient en fait les mots thématiques non prononcés) neuf, trente-trois ou quarante-cinq heures après l'apprentissage faisaient partie ou non des listes de mots qu'ils avaient apprises. Chaque fois l'absence de sommeil s'était soldée par une forte production de fausse mémoire (certains prétendaient, par exemple, avoir vu le mot “noir”). Et si, après l'apprentissage, on faisait suivre une absence de sommeil, productrice de fausse mémoire, par une nuit de sommeil, cela suffisait à corriger la production de fausse mémoire[1]. Une découverte qui n'a pu qu'apporter de l'eau au moulin des thèses, longtemps débattues, souvent controversées, de la psychologue américaine Elizabeth Loftus, dont les travaux, depuis les années 1970, n'ont cessé de mettre en lumière les risques d'erreur judiciaire induits par les témoignages fondés exclusivement sur le souvenir.

Le rêve, sanctuaire des émotions

Nos rêves aussi ont un rapport singulier à la réalité. Ils peuplent nos nuits sans que nous en ayons toujours bien conscience, ni que nous nous en expliquions clairement les raisons. Aujourd'hui encore, leurs fonctions divisent les scientifiques, quoique les

1. Diekelmann *et al.* 2008.

progrès scientifiques depuis le début des années 2000 aient permis d'émettre d'intéressantes hypothèses.

Le rêve ou l'apaisement des traumatismes

L'imagerie par résonance magnétique fonctionnelle (IRMf) qui a mis au jour le travail de consolidation de la mémoire pendant le sommeil paradoxal a également permis de révéler qu'au cours des rêves les régions contrôlant la pensée rationnelle étaient relativement inactives, contrairement à quatre parties spécifiques du cerveau : les régions engagées dans la *perception visuelle complexe*, le *mouvement*, les *émotions* et la *mémoire autobiographique*[1]. Il est ainsi devenu possible, avant même de réveiller un dormeur et de l'interroger, de se faire une idée grossière du contenu de son rêve. Mais, pour les neurobiologistes qui interrogent les dormeurs et observent leur activité cérébrale, la corrélation entre l'expérience vécue et le contenu onirique semble moins évidente que prévu. En 2001, l'analyse par une équipe de l'école de médecine de l'université Harvard de près de trois cents rêves n'a, par exemple, identifié que 1 à 2 % de rêves reproduisant des événements vécus, contre 35 à 55 % de rêves inspirés par des chocs émotionnels difficiles, douloureux, voire traumatiques[2]. C'est sur la base de cette statistique que le neurobiologiste américain Matthew P. Walker a récemment élaboré sa théorie : le rêve de sommeil paradoxal nous permettrait pendant la nuit de supprimer le stress associé aux émotions négatives ressenties pendant le jour.

1. Walker 2018, p. 205.
2. Stickgold *et al.* 2001, et Walker 2018, p. 214.

Cette cure s'expliquerait par l'étonnante interruption, au cours du rêve en sommeil paradoxal, de la production d'un des principaux médiateurs du système de stress : la norépinéphrine. Alors que le cortisol est en augmentation en fin de nuit – ce qui le rendrait favorable, comme nous l'avons vu, à l'oubli des informations à fort contenu émotionnel pendant cette période de sommeil –, la norépinéphrine, un neurotransmetteur connu pour favoriser le sentiment d'anxiété, semble muselée par le rêve. La réactivation de la mémoire émotionnelle s'opérerait ainsi en l'absence d'anxiété, faisant du rêve une sorte de diluant émotionnel. Selon Walker, si ce "baume apaisant" n'existait pas, nous passerions nos journées dans un état d'anxiété permanent, car chaque souvenir douloureux s'accompagnerait d'une charge constante de stress émotionnel[1].

Comment expliquer alors que certains souvenirs puissent revenir inlassablement hanter les nuits et les jours des victimes de chocs émotionnels violents ? Cette question trouve une réponse au croisement des travaux de Walker et de ceux du psychiatre américain Murray Raskind, spécialiste des phénomènes de stress post-traumatique des vétérans américains. Raskind avait réussi, au début des années 2000, à traiter ses patients en leur administrant de la prazosine, un médicament destiné, à l'origine, à diminuer la pression artérielle, mais qui, dans leur cas, avait pour vertu de mettre un terme à leurs cauchemars[2]. Car l'un des effets de cet antihypertenseur est précisément d'empêcher l'action de la norépinéphrine dans le cerveau (ce qui conforte la théorie de Walker). Les vétérans ne parvenaient pas à sortir de la spirale infernale dans laquelle les

1. Walker 2018, p. 217-218.
2. Raskind *et al.* 2003.

enfermait leur mémoire émotionnelle, parce que la concentration de ce neurotransmetteur dans leur cerveau était trop importante pour leur permettre, grâce au rêve, de "diluer" leur traumatisme[1]. Les recherches de Walker, très prometteuses, pourraient ainsi ouvrir la voie à de nouveaux traitements non seulement contre les états de stress post-traumatique, mais aussi contre certaines dépressions. Or il se trouve que le sommeil de sieste présente aussi l'avantage de réduire la concentration dans le cerveau de la norépinéphrine. Nous y reviendrons.

L'empathie par le rêve

Une autre fonction du sommeil paradoxal découle naturellement de ce lien privilégié qu'entretient ce stade de sommeil avec notre mémoire émotionnelle : elle concerne notre capacité à reconnaître les émotions visibles sur le visage d'autrui. Si surprenant que cela puisse paraître, celle-ci n'est ni innée ni acquise définitivement, mais constamment entretenue par le sommeil. Comme l'a expérimenté en 2010 une équipe du département de psychologie et de l'institut de neurosciences de l'université de Californie, à Berkeley, une seule nuit de privation de sommeil suffit à affecter notre empathie émotionnelle, c'est-à-dire notre capacité à reconnaître *a minima* la tristesse, la joie ou la colère sur le visage de quelqu'un[2]. On imagine assez bien le préjudice subi par ceux qui manqueraient de sommeil et dont le métier (juge, policier, médecin, infirmière, enseignant, etc.) nécessite une aptitude à l'empathie. L'année suivante, la même équipe montrait que le sommeil

1. Walker 2018, p. 212.
2. Van der Helm *et al.* 2010.

paradoxal était au cœur de ce processus régulier de correction de notre faculté d'interprétation des signes extérieurs d'émotion[1]. Partant du principe que le rêve – qui, on l'a vu, régule notre mémoire émotionnelle – est très largement présent au cours de ce stade de sommeil, Walker prend le parti de le lier directement à cette fonction. Une analyse des contenus oniriques permettrait de le démontrer plus formellement. Toujours est-il qu'il est important de préserver notre sommeil paradoxal, donc notre capacité à rêver, si nous voulons être en mesure de prendre les bonnes décisions face à ceux qui interagissent avec nous – dans notre vie conjugale, familiale, sociale et professionnelle[2]. Certaines siestes, nous le verrons, ont la particularité de favoriser ce type de sommeil.

Rêver du pire, pour le meilleur

Étonnamment, le rêve a aussi l'art de nous aider à gérer les émotions à venir. Lorsque se profile un événement important, notre appréhension nous incite bien souvent à en redouter l'issue. Le rêve va alors s'emparer de nos émotions et imaginer divers scénarios d'échec qui nous prépareront – par tout un jeu d'hyper-associations d'images, de pensées et d'émotions récentes – à mieux affronter la situation en temps réel. En 2014, une enquête amusante, menée à l'université Pierre-et-Marie-Curie par l'unité des troubles du sommeil de l'hôpital de la Pitié-Salpêtrière, à Paris, auprès de 2 324 étudiants inscrits au concours d'entrée à la faculté de médecine, a montré que 60,4 % d'entre eux avaient rêvé de l'examen jusqu'à la veille des épreuves. Parmi

1. Gujar *et al.* 2011.
2. Walker 2018, p. 226.

eux, 78 % avaient de cette façon anticipé leur échec : ils étaient tombés malades, ne se réveillaient pas à temps, cassaient leurs lunettes, oubliaient ce qu'ils avaient appris, ne parvenaient pas à obtenir le sujet du concours dans son intégralité, étaient bons derniers, etc. Tout cela n'aurait que peu d'intérêt si la réussite au concours ne s'était révélée aller de pair avec cette propension à anticiper l'épreuve en rêve, même négativement[1].

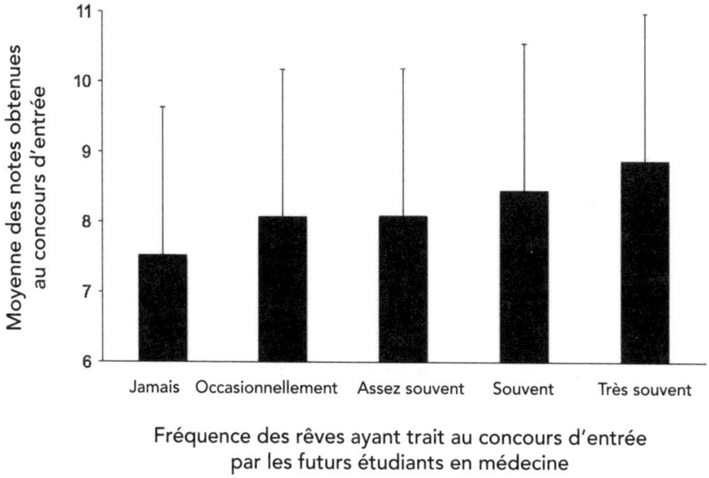

Figure 2.4 – Plus on rêve d'un rendez-vous important avant qu'il ait lieu, mieux on s'y prépare. Ici, les meilleurs résultats au concours d'entrée à la faculté de médecine n'ont pas seulement été obtenus par ceux qui ont le mieux travaillé, mais aussi par ceux qui en ont le plus rêvé. (Arnulf *et al.* 2014.)

Et si vous ne vous souvenez jamais de vos rêves, n'allez pas penser que vous en êtes privé et que votre sommeil ne vous offre aucun apaisement. Les “grands rêveurs” se souviennent

1. Arnulf *et al.* 2014.

fréquemment de leurs rêves pour la simple raison qu'ils se réveillent deux fois plus souvent au cours de leurs nuits, et plus longtemps, que les "petits rêveurs". Cela ne présente pas un avantage en termes de récupération, mais cela peut être salutaire, notamment lors d'une sieste en plein air, car cette tendance témoigne surtout d'une plus grande réceptivité, pendant le sommeil, aux facteurs, donc aux dangers environnementaux[1]. Les personnes qui pratiquent la sieste par goût et par plaisir, davantage que par nécessité, ont un nombre particulièrement élevé d'éveils au cours de leur sieste : sans doute tirent-ils de cette meilleure aptitude à retenir les rêves un bénéfice psychologique.

Mais, pour conclure, il faut revenir sur cet *a priori* selon lequel le sommeil paradoxal serait le territoire exclusif des rêves. On a en effet longtemps cru qu'il en était l'unique marqueur physiologique. Depuis, un certain nombre d'expériences ont montré que les rêves étaient plus libres que cela. L'une d'elles, notamment, imaginée en 2004 par le département de psychophysiologie de l'hôpital Kohnodai d'Ichikawa, au Japon, s'est appuyée sur le sommeil de sieste pour le démontrer : onze volontaires (surveillés par polysomnographie) ont été priés, durant soixante-douze heures, soit trois jours consécutifs, de faire des séries de siestes de vingt minutes, interrompues par des périodes d'éveil de quarante minutes, au cours desquelles chacun était interrogé sur le contenu de ses rêves éventuels. Si plus de 50 % des siestes avec sommeil paradoxal avaient bel et bien été associées à une expérience de rêves, quelque 20 % des siestes sans sommeil paradoxal l'avaient été également. Mais sur

1. Vallat *et al.* 2017.

les 735 rêves rapportés, ce sont ceux qui avaient surgi au cours des siestes accompagnées de ce stade de sommeil qui s'étaient montrés les plus longs et les plus vivants[1]. C'est justement ce qui caractérise les rêves du sommeil paradoxal : leur extravagance, leur puissance émotionnelle, l'importance de leurs contenus visuels, la complexité des situations qu'ils mettent en scène. Voilà pourquoi ils surgissent plus volontiers en fin de nuit (particulièrement riche en sommeil paradoxal) et pourquoi ce sont eux qui, si souvent, colorent nos journées de leur souvenir.

1. Suzuki *et al.* 2004.

II

UNE PLANÈTE EN DETTE DE SOMMEIL

3

LES DÉBITEURS DU MARCHAND DE SABLE

Il y a quelque chose de sec et de piquant dans le mot “dette”. Il dit l’absence de répit et aussi qu’il vaut mieux ne pas s’y frotter. Comme un cactus dans le désert. C’est qu’on l’associe trop souvent à l’économie et à ceux qui la subissent : *la mauvaise dette*. À la nature on doit beaucoup plus, et c’est peu dire, on lui doit à peu près tout : *la bonne dette*. Mais à nous-mêmes ? Le psychologue rassurant vous dira qu’il faudrait y penser davantage, qu’on se doit beaucoup plus qu’on ne croit, et qu’on ne se l’avoue pas assez : *la bonne dette*. Le spécialiste du sommeil sera moins caressant et plus prompt à vous alarmer, car chaque nuit, vous êtes toujours plus nombreux à vous endetter d’une ou deux heures de sommeil, quand ce n’est pas davantage : *la mauvaise dette*. Cela peut paraître insignifiant, mais si vous connaissiez mieux le prix que vous coûtent vos précieuses heures de repos, vous vous en montreriez certainement plus avare.

Dans tous les cas, l’emprunteur doit rembourser. Il n’a pas le choix. Alors faites seulement le calcul : une heure de sommeil en moins par jour, et vous voilà chaque semaine avec un déficit d’une nuit entière, soit plus d’un mois de votre capital sommeil qui s’évapore chaque année. Nous en verrons bientôt les conséquences sur votre santé.

Quand la dette se creuse

Pour savoir comment évolue le sommeil au sein d'une population, il faut l'observer sur le temps long. Et pour s'assurer que ce qui est vrai ici ne l'est pas moins ailleurs, il faut obtenir des données dans le plus grand nombre de contrées possible. Par chance, la question intéresse tous les pays du monde. En revanche, les études au long cours sont plus rares, quoiqu'on trouve toujours, pourvu qu'on leur en laisse le temps, des scientifiques persévérants.

En témoignent ces études de la National Sleep Foundation (NSF), une organisation américaine à but non lucratif créée en 1990, réputée dans le monde entier, qui s'est fixée pour objectif d'améliorer la santé et le bien-être des citoyens américains en leur enseignant les vertus du sommeil. Entreprises cinq fois entre 1998 et 2009, elles ont permis de constater, aux États-Unis, sur la base d'enquêtes téléphoniques menées auprès d'une population représentative d'un millier d'individus de plus de 18 ans, une hausse spectaculaire, en dix ans, du nombre de personnes dormant, en semaine, moins de six heures par nuit : 12 % de la population en 1998 contre 20 % en 2009[1]. D'autres études ont abouti à des conclusions similaires, notamment celle conduite en 2010 par une équipe de chercheurs du département de médecine de l'université de Chicago, qui a analysé sur le temps long les données collectées dans les "agendas de sommeil[2]" de huit

1. NSF 2009.

2. Document visant à consigner par écrit les heures du coucher et du lever, celles des siestes, la durée du sommeil de nuit et de jour, la fréquence et la durée des éveils nocturnes.

expériences américaines : entre 1975 et 2006, le temps de sommeil avait bel et bien baissé, mais uniquement dans la population des travailleurs à temps plein[1].

En France, l'Institut national du sommeil et de la vigilance (INSV), une association fondée en 2000, à l'initiative de la Société française de recherche et médecine du sommeil[2] (SFRMS), a lui aussi entrepris de faire du sommeil un argument de santé publique, en se donnant pour mission de "sensibiliser, informer et éduquer sur les troubles du sommeil et de la vigilance". En 2012, l'INSV a observé une aggravation de tendance sur notre territoire : selon elle, 31 % des Français âgés de 18 à 65 ans dormiraient en moyenne 5 heures et 33 minutes par nuit en semaine[3]. En fait, depuis 2004, l'Institut interroge annuellement les Français en variant la focale : "sommeil de l'adolescent" (2005), "somnolence et travail" (2006), "sommeil et transport" (2014), "sommeil et nutrition" (2015), "sommeil et nouvelle technologie" (2016), "dormir seul ou pas" (2017), etc. Chacune de ces enquêtes, quelles que soient les populations ciblées, est l'occasion de réunir de nouvelles données sur le temps de sommeil et sur son évolution au cours des années. Force est de constater qu'à ce jour la proportion inquiétante d'adultes dormant moins de six heures est sensiblement plus élevée dans l'Hexagone (31 %) qu'aux États-Unis (20 %).

---

1. Knutson *et al.* 2010.
2. La SFRMS est une société savante, fondée en 1985, qui regroupe des médecins, chercheurs et professionnels de santé impliqués dans la connaissance des mécanismes du sommeil, de la veille et de leurs troubles. Elle est aussi chargée d'agréer les centres du sommeil en France et de contribuer à la formation des cliniciens spécialisés dans la médecine du sommeil.
3. INSV 2012.

L'endettement à vie

Bien sûr, comme les besoins en sommeil évoluent avec l'âge, les chercheurs se sont également appliqués à tenir compte de ce critère. En 2010, une étude internationale associant le Centre du sommeil et de la vigilance de l'Hôtel-Dieu[1] a recueilli, pour la France, les témoignages de 9 251 enfants âgés de 11 à 15 ans[2]. Résultat : les adolescents ont une fâcheuse tendance au surendettement, puisqu'il a été observé entre ces deux âges une chute du temps de sommeil supérieure à quatre-vingt-dix minutes par nuit – un chiffre incompatible avec les besoins physiologiques de cette période de développement. En outre, l'enquête a mis en lumière que plus les enfants avançaient en âge plus leur temps de sommeil en semaine diminuait – les enfants de 11 ans dormant en moyenne 9 heures et 26 minutes, et ceux de 15 ans 7 heures et 55 minutes. Quant aux jeunes de 15 à 24 ans, l'enquête INSV de 2018 a révélé que si 88 % d'entre eux pensaient manquer de sommeil (en semaine ou le week-end), 99 % en ressentaient les effets : manque d'attention, irritabilité, somnolence et tristesse, notamment. En semaine, 20 % d'entre eux avaient un temps de sommeil

---

1. Le Centre du sommeil et de la vigilance de l'Hôtel-Dieu de Paris, fondé en 1993, est un service de l'Assistance publique-Hôpitaux de Paris (AP-HP), lié à l'hôpital Cochin et à la faculté de médecine de l'université Paris-Descartes. Associée au Centre depuis 2014, l'équipe de recherche EA 7330 VIFASOM Paris-Descartes (Vigilance, fatigue, sommeil et santé publique), comprenant une vingtaine de chercheurs, est codirigée par le Pr Damien Léger et le Dr Mounir Chennaoui de l'Institut de recherche biomédical des armées.
2. Léger *et al.* 2012.

moyen de cinq heures seulement, et ils étaient au moins aussi nombreux à se plaindre d'un manque de sommeil de près de deux heures par nuit[1].

Naturellement, cela ne s'améliore pas avec l'âge. Toujours en France – et, nous le verrons, le constat est le même dans de nombreux pays –, une enquête menée par l'équipe du professeur Damien Léger de l'université Paris-Descartes avait déjà tiré la sonnette d'alarme : en semaine, en 2011, près de 20 % des adultes âgés de 25 à 45 ans dormaient moins de six heures par nuit[2]. Toutefois l'objet de cette étude ne visait pas uniquement à dénombrer ces courts (ou petits) dormeurs, mais aussi à identifier leur véritable besoin de sommeil : certes, 39 % d'entre eux étaient d'heureux *petits dormeurs* (soit 7 % de la population) qui ne manquaient pas d'énergie le jour ; et 16 % étaient en réalité *insomniaques* (ils pouvaient donc éventuellement changer de catégorie après quelques soins adaptés) ; mais près de la moitié (45 %) étaient en *dette de sommeil*, c'est-à-dire déclaraient cumuler chaque jour un déficit de sommeil supérieur à quatre-vingt-dix minutes, lequel n'était pas imputable à un trouble du sommeil, mais bel et bien à un mode de vie incompatible avec ce que leur corps pouvait supporter. Toutefois, la dette de sommeil concernait aussi certains *moyens et gros dormeurs* : il est en effet apparu que, toutes catégories de dormeurs confondues, 20 % de la population française adulte s'endettaient, chaque nuit, de plus de quatre-vingt-dix minutes de sommeil, ce qui correspond, chaque année, à plus d'un mois et demi de capital sommeil en moins pour plus de trois millions de Français âgés de 25 à 45 ans.

1. INSV 2018.
2. Léger *et al.* 2011.

Un phénomène mondial

Le sommeil des hommes s'est dégradé quand ils ont commencé à regarder l'heure, à se déconnecter de la nature et à laisser l'économie gouverner les sociétés. L'historien américain Lewis Mumford écrivait déjà dans les années 1930 : "La machine-clé de l'âge industriel moderne n'est [...] pas la machine à vapeur, mais bien l'horloge[1]." Et comme le rappelle le philosophe Thierry Paquot dans son joli livre *L'Art de la sieste* : "L'horloge mécanique, au cours des XIIIe et XIVe siècles, dans les villes importantes de la chrétienté, succède à la clepsydre, [...] elle possède une cloche qui sonne toutes les heures[2]." Une information ? Certes, mais une information aux allures d'injonction, comme une nouvelle manière de battre le tambour. Puis sont venus "les chandelles, les cheminées, l'éclairage au gaz, les ampoules électriques, afin de remplir chaque heure de la journée[3]". La révolution industrielle pouvait démarrer. Partout dans le monde, le temps est devenu argent, et le cours du sommeil a chuté.

En 2013, la NSF a demandé à 250 adultes actifs, dans cinq pays différents, quel était le nombre idéal d'heures de sommeil pour être en forme au travail, et combien d'heures ils dormaient. En comparant les réponses, elle a constaté une relative uniformité des résultats : 69 % des personnes interrogées aux États-Unis et au Mexique manquaient de sommeil, 58 % au Canada et au Royaume-Uni, 70 % au Japon, 63 % en Allemagne[4].

1. Mumford 2016, p. 37.
2. Paquot 2008, p. 25.
3. Mumford 2016, p. 40.
4. National Sleep Foundation 2013.

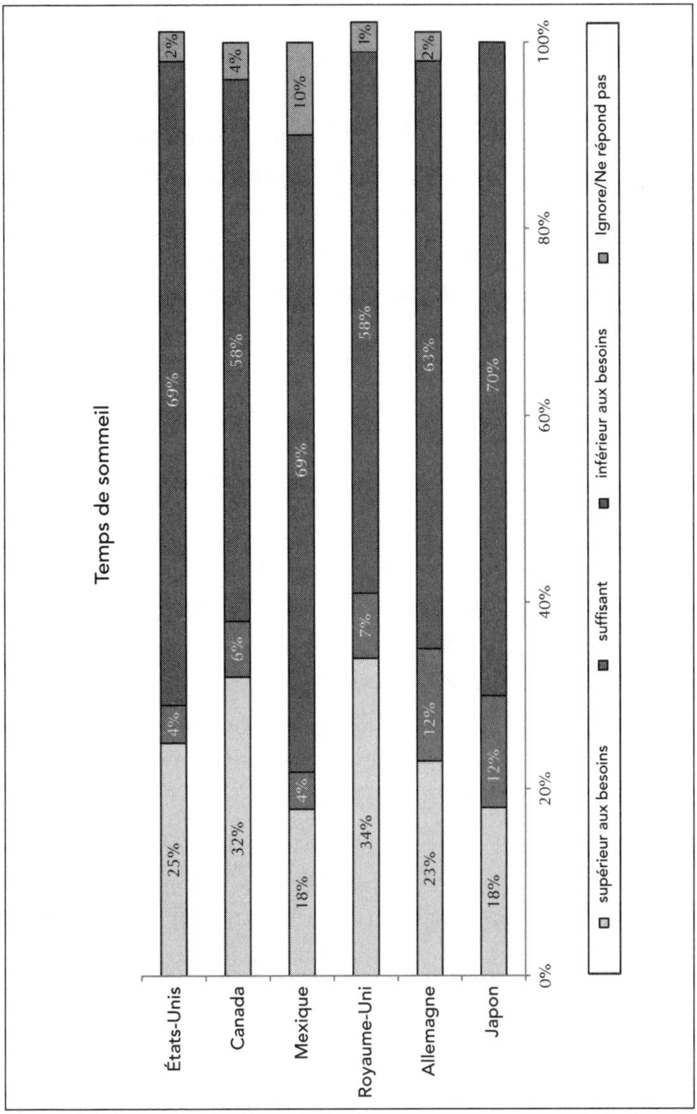

Figure 3.1 – Temps de sommeil nécessaire *versus* temps de sommeil effectif, en semaine (jours ouvrés), dans six pays du monde. (NSF 2013.)

Tous les pays capitalistes font le même constat. Et chaque pays (ou presque) a son lot d'études épidémiologiques alarmantes. En Corée, par exemple, une enquête entreprise en 2008 par la faculté de médecine de Chosun, à Gwangju, a révélé qu'en moyenne 37 % des Coréens avaient un temps de sommeil quotidien inférieur ou égal à six heures[1]. En Suède, une vaste enquête menée par différents départements de médecine de l'université de Göteborg auprès de femmes âgées de 38 ans a permis d'observer une dégradation analogue : les Suédoises au seuil de la quarantaine avaient perdu en moyenne vingt-quatre minutes de sommeil entre 1968 et 2004, et seules 3,5 % d'entre elles dormaient encore neuf heures par nuit en 2004, après avoir été 11,3 % en 1968 ; en outre, elles n'étaient que 17,7 % à se plaindre de troubles du sommeil en 1968, contre 31,7 % en 2004[2]. En Finlande, différents centres de recherche universitaire ont établi qu'entre 1981 et 1990 20 % de la population avait une dette de sommeil quotidienne supérieure à une heure[3]. Et, sans surprise, sur des échantillons spécifiques de populations à risque, les dettes de sommeil s'envolent, pouvant atteindre quelque quatre-vingt-quinze ou cent vingt minutes par jour, comme cela a été respectivement établi pour les étudiants espagnols[4] ou les chauffeurs routiers italiens[5].

La dette de sommeil est ainsi devenue un phénomène mondial, et le sommeil une victime collatérale de la mondialisation. On connaît la Terre vue du ciel, ce qui lui reste de

1. Ryu *et al.* 2011.
2. Rowshan Ravan *et al.* 2010.
3. Hublin *et al.* 2001.
4. Vela *et al.* 2012.
5. Garbarino *et al.* 2016.

beauté sauvage, et les cicatrices que nous lui avons imprimées. On connaît moins le sommeil vu du ciel. Il suffit pourtant de regarder une photo aérienne de la planète, prise la nuit, d'observer les féériques halos d'or qui entourent les grandes villes et redessinent la carte du monde, et de se demander à quoi ressemble le sommeil dans ces fourmilières d'activités incessantes, dans ces mégapoles, ogresses jamais endormies. C'est cette question que s'est posée le professeur en psychiatrie et en sciences du comportement Maurice Ohayon, directeur du Centre de recherche épidémiologique sur le sommeil de l'université Stanford, aux États-Unis. Sur la base d'images satellites de l'armée américaine, il a montré que les zones les plus éclairées d'Amérique du Nord correspondent précisément aux zones où les personnes dorment le moins bien et dont les temps de sommeil sont les plus courts[1].

Le sommeil volé : une souffrance partagée

Plus le ciel manque d'étoiles, en somme, plus les villes sont actives. Et plus les villes sont actives, plus les hommes manquent de sommeil. En cause, bien souvent, le stress au travail et les rythmes de vie imposés aux populations. Dans l'étude pluriannuelle de la NSF (celle de 2009, citée au début de ce chapitre), on peut lire que le réveil des Américains sonnait en moyenne à 6 h 05 tous les matins de la semaine travaillée, après six heures et quarante minutes de sommeil. Ces

1. Ohayon & Milesi 2016.

chiffres correspondent peu ou prou à ceux des Français qui, se levant également en majorité à 6 heures du matin pour aller travailler, dorment en moyenne six heures et cinquante-cinq minutes par nuit[1]. Nous sommes nombreux à essayer d'y remédier en repoussant notre réveil d'une petite heure le premier jour chômé venu. Hélas, l'heure tardive à laquelle nous nous couchons ces jours-là en annule automatiquement les effets.

Pas de quartier pour l'enfance

Nous l'avons dit, les premières victimes de ce régime, qui oblige les hommes à dormir insuffisamment, quel que soit leur état de fatigue, sont les enfants et les adolescents, à qui sont imposés des horaires trop souvent en totale contradiction avec leurs besoins physiologiques de sommeil et – pour les adolescents – leur difficulté à se coucher tôt. Selon le psychophysiologiste Hubert Montagner, il est devenu impératif de "réaménager le temps scolaire, face à l'inadaptation du temps de l'école et de la société aux rythmes de l'enfant[2]". Dès l'école maternelle, un déficit de vigilance se fait sentir entre 8 h 30 et 9 h 30, et, chez les enfants du cours préparatoire (âgés de 6 à 7 ans), le pourcentage de bâillement ou d'affalement est de 68 % entre 9 heures et 9 h 30, alors qu'il est seulement de 36 % entre 9 h 30 et 11 heures[3]. Les écoliers français ont la journée scolaire la plus longue du monde (cinq heures trente minutes de temps pédagogique et trente minutes de récréation), y compris les enfants de l'école

1. INSV 2014.
2. Montagner 2009.
3. *Ibid.* (citant Koch *et al.* 1987).

maternelle, âgés de 3 à 6 ans (la durée de la journée scolaire est généralement de quatre à cinq heures en Europe)[1]. Pour Montagner, il est difficile, voire impossible pour certains enfants, d'être vigilants et attentifs, donc en mesure de traiter des informations, de comprendre et d'apprendre, tous les matins, trois heures durant : "S'agissant des enfants en difficulté scolaire ou en échec scolaire (il faut rappeler qu'ils cumulent fréquemment les déficits de sommeil et l'insécurité affective au quotidien), le pourcentage de ceux qui bâillent, s'affalent sur leur table, s'étirent, s'agitent, ne répondent pas aux interpellations, ferment les yeux, somnolent, ou même s'endorment, est supérieur à 80 % entre 14 heures et 16 h 30. Il est souvent proche de 90 % dans les écoles des secteurs urbains dont les habitants réunissent des difficultés personnelles, familiales et sociales. Tout semble indiquer que ces enfants attendent 16 h 30 comme une délivrance[2]." En 2007, une étude menée par le département de psychologie de l'université de Montréal auprès de 1 500 enfants de six ans avait déjà montré que 41 % d'entre ceux qui avaient dormi moins de dix heures par nuit entre 3 et 6 ans souffraient d'un trouble de l'apprentissage verbal[3].

Métro, boulot, trop tôt

Or ces contraintes horaires sont bien souvent liées à celles des parents qui n'ont pas la possibilité d'adapter les heures de bureau aux besoins physiologiques de leur progéniture. Sans

1. *Ibid.*
2. *Ibid.*
3. Touchette *et al.* 2007.

compter que les horaires qui sont imposés aux salariés sont généralement, là encore, en contradiction avec les besoins de sommeil propres aux adultes. Dans les pays industrialisés, comme nous l'avons vu, 60 à 70 % des personnes s'en plaignent. En cause les réveils trop matinaux imposés par les horaires de travail, mais pas uniquement. Car, dans les grandes villes, comme à la campagne, si les dormeurs écourtent leurs nuits, c'est en partie à cause du temps qu'ils auront à passer sur la route ou dans les transports en commun pour rejoindre leur travail : en France, une heure et vingt minutes en moyenne, mais plus de deux heures pour 18 % et plus de quatre heures pour 6 % des Français[1]. Aussi réglons-nous notre réveil en fonction de ce temps de trajet – le lieu de travail se situant en moyenne à près de vingt kilomètres de notre domicile pour environ 60 % d'entre nous. Combien de visages hagards, de regards fixes, de paupières closes s'abandonnent au roulis des métros et des tramways de grandes villes, des trains de banlieue et des bus de province ? Et combien de conducteurs luttent dangereusement contre la somnolence, matin et soir, dans l'atonie des embouteillages ? En fait, nous le savons : une autre étude de l'INSV révèle qu'en 2014 17 % des conducteurs étaient atteints de somnolence, et que 9 % d'entre eux s'étaient déjà tout bonnement endormis au volant[2]...

Quand le travail broie le sommeil

Bien sûr, le manque de sommeil induit par le monde du travail ne se limite pas au temps de transport : la pénibilité du

1. INSV 2011.
2. INSV 2014.

travail, le stress professionnel, les tensions avec la hiérarchie, le surmenage, le burn-out sont autant de facteurs générateurs d'insomnie – l'un des deux principaux troubles du sommeil, avec le syndrome d'apnées obstructives, également susceptible d'aggraver la dette de sommeil[1]. Pour le psychiatre Christophe Dejours – qui dénonçait déjà il y a vingt ans, dans *Souffrance en France*[2], l'émergence du suicide au travail –, la situation n'a cessé de se dégrader, et de nouvelles formes de pathologies liées au travail sont apparues[3]. "La fatigue de l'homme moderne, écrivait-il en 2004, contrairement à ce que l'on prétend ici ou là, est bien au rendez-vous du XXIe siècle, en particulier à cause de l'évolution des contraintes de travail[4]." Parmi les causes des souffrances professionnelles, il en est une qui concerne un nombre toujours croissant de salariés : l'obligation de travailler de nuit ou à des horaires décalés, afin de répondre aux exigences d'une économie globalisée qui, par nature, est amenée à tourner en continu.

Le travail de nuit ou le monde à l'envers

Un rapport de la Direction de l'animation de la recherche, des études et des statistiques (DARES) sur le travail de nuit[5] en France a constaté une augmentation de 40 %, entre 1991

1. Les ouvrages qui traitent des troubles du sommeil ne manquent pas, c'est pourquoi celui-ci ne s'étendra pas sur le sujet. Le lecteur pourra notamment consulter : Billiard & Dauvilliers 2011 et Léger 2017.
2. Dejours 1998.
3. Cité *in* Vincent 2018.
4. Dejours 2016, p. 256.
5. Selon le Code du travail (article L. 3122-29), est dit "travail de nuit" tout travail accompli entre 21 heures et 6 heures du matin, au moins durant trois heures et au moins deux fois par semaine.

et 2012, du nombre de salariés travaillant de nuit de manière permanente ou discontinue. En 2012, ils étaient 3,5 millions, soit 15,4 % de l'ensemble des salariés français. Si la propension des femmes à travailler de nuit était plus faible (9,3 %) que celle des hommes (21,5 %), leur effectif avait néanmoins doublé en vingt ans, notamment après que l'accès au travail de nuit dans l'industrie leur fut accordé en 2001[1].

Tous les pays européens ne se ressemblent pas. Certains, comme le Royaume-Uni (qui se distinguait dans les années 1990 avec près de 25 % de travailleurs de nuit), le Danemark, la Belgique et l'Italie voient leur nombre de travailleurs de nuit globalement diminuer. D'autres, comme la France, l'Espagne et les Pays-Bas, le voient augmenter. Reste que les écarts entre ces pays sont aujourd'hui relativement faibles, leur taux approchant ou dépassant légèrement les 15 %, sauf exception : l'Italie était environ à 10 % en 2012 après quelques années de hausse[2] ; la République tchèque était à 24 % en 2005[3]. Ailleurs dans le monde, la situation, n'est pas meilleure. Aux États-Unis, entre 2003 et 2011, 26,6 % des actifs ont été amenés à travailler la nuit[4]. Ils étaient 17,5 % en Chine, en 2005 ; 20 % au Sénégal ; 15 % au Chili, en 2002, etc. ; avec, là encore, quelques exceptions, comme au Brésil, qui n'en enregistrait que 9 % en 2002[5]. Pis encore, partout dans le monde, beaucoup de travailleurs de nuit – faute d'un salaire suffisant – arrondissent leurs fins de mois en complétant leur labeur d'un travail de jour.

1. http://dares.travail-emploi.gouv.fr/IMG/pdf/2014-062.pdf.
2. *Ibid.*
3. Lee, McCann & Messenger 2007, p. 98.
4. Hamermesh & Stancanelli 2015.
5. Lee, McCann & Messenger 2007, p 98.

		1991		2002		2009		2012	
		%	Effectifs (en milliers)	%	Effectifs (en milliers)	%	Effectifs (en milliers)	%	Effectifs (en milliers)
Habituellement ou occasionnellement	Hommes	18,7	1 968	20,3	2 317	21,4	2 470	21,5	2 460
	Femmes	5,8	495	7,3	732	9,0	1 018	9,3	1 049
	Sur l'ensemble de la population	13,0	2 463	14,3	3 049	15,2	3 488	15,4	3 509
Habituellement	Hommes	4,8	505	7,3	833	10,1	1 163	10,0	1 147
	Femmes	1,8	154	2,7	271	4,4	497	4,8	542
	Sur l'ensemble de la population	3,5	659	5,1	1 104	7,3	1 660	7,4	1 689
Occasionnellement	Hommes	13,9	1 463	13,1	1 484	11,3	1 307	11,5	1 313
	Femmes	4,0	341	4,6	461	4,6	521	4,5	507
	Sur l'ensemble de la population	9,5	1804	9,2	1 945	8,0	1 828	8,0	18

Tableau 3.2 – Effectifs et proportion de salariés travaillant la nuit en France. (*Dares Analyses* 2014.)

Selon le rapport DARES, les conducteurs de véhicules (transport public et privé) et les salariés de l'armée, de la police et des pompiers sont les deux familles professionnelles qui comptent le plus grand nombre de travailleurs de nuit. Viennent ensuite les professions d'infirmiers, de sages-femmes et d'aides-soignants, exercées majoritairement par des femmes. Les ouvriers qualifiés des "industries de process" (papetières, agroalimentaires, chimiques, pharmaceutiques, etc.) arrivent en cinquième position. Mais beaucoup d'autres professions sont concernées, notamment dans le secteur tertiaire et la fonction publique : le tableau suivant en donne un aperçu quelque peu étourdissant.

Inutile de dire qu'ils sont nombreux les travailleurs de nuit à crouler sous la dette de sommeil, et qu'il vaut mieux être jeune pour en supporter les effets et espérer récupérer. Car on ne sort pas indemne d'une vie professionnelle passée à se désynchroniser de ses rythmes circadiens. Dans toutes ces professions, ce sont donc le plus souvent des trentenaires qu'on retrouve en première ligne. À quelques exceptions près – notamment dans la construction ou dans l'intérim –, la fréquence du travail de nuit décroît avec l'âge : à tel point qu'à la Régie autonome des transports parisiens (RATP), comme le rapporte le sociologue du travail Martin Thibault, "alors que les anciens travaillent majoritairement en horaires mixtes de journée, les jeunes sont souvent cantonnés aux horaires alternés ou au labeur de nuit[1]". Là encore, la perte progressive de sommeil lent profond explique évidemment la difficulté croissante à récupérer que rencontrent les travailleurs passé quarante ans.

1. Thibault 2014, p. 19 ; cf. aussi Thibault 2013, p. 167.

Les 20 familles professionnelles regroupant le plus de salariés travaillant la nuit	Part de salariés travaillant la nuit (en %)	Effectifs travaillant la nuit	Part de femmes dans la famille professionnelle (en %)
Conducteurs de véhicules	42	281 000	10
Armée, police, pompiers	72	276 000	13
Infirmiers, sages-femmes	42	202 000	88
Aides-soignants	25	151 000	91
Ouvriers qualifiés des industries de process	40	130 000	25
Agents d'entretien	9	120 000	70
Techniciens, agents de maîtrise de la maintenance	25	106 000	10
Agents de gardiennage et de sécurité	48	94 000	28
Médecins et assimilés	44	92 000	59
Employés et agents de maîtrise de l'hôtellerie et de la restauration	24	90 000	64
Enseignants	8	87 000	66
Techniciens, agents de maîtrise des industries de process	35	82 000	22
Cadres de la fonction publique	16	75 000	46
Ouvriers non qualifiés des industries de process	34	72 000	44
Ouvriers qualifiés de la manutention	16	72 000	16
Aides à domicile et aides ménagères	13	71 000	97
Professionnels des arts et des spectacles	29	67 000	41
Bouchers, charcutiers, boulangers	37	63 000	14
Ouvriers non qualifiés de la manutention	16	55 000	31
Agents administratifs et commerciaux des transports et du tourisme	27	52 000	57
Autres familles professionnelles où le travail de nuit est très fréquent			
Marins, pêcheurs, aquaculteurs	56	12 000	7
Ouvriers des industries graphiques	38	14 000	25
Employés des services divers	38	10 000	43
Agents d'exploitation des transports	37	37 000	21
Ouvriers qualifiés travaillant par enlèvement de métal	33	35 000	7

Tableau 3.3 – Les familles professionnelles les plus concernées par le travail de nuit en 2012. (*Dares Analyses* 2014.)

Les formations en "hygiène du sommeil" que nous proposons depuis de nombreuses années aux travailleurs de nuit m'ont permis de constater qu'il ne suffit pas d'être jeune et célibataire pour s'engager dans ce type de profession. Une partie des personnes à qui j'ai affaire disposent d'une horloge suffisamment plastique pour s'adapter aux changements de rythme, ou sont de courts dormeurs par nature et d'un chronotype dit "tardif" (c'est-à-dire du soir). Les autres, inadaptés aux changements de rythme, aux horaires nocturnes et aux durées de sommeil trop brèves, renoncent vite à ce type de professions, quitte à se priver des avantages convoités : un moindre contact avec la hiérarchie (nuit oblige), des repos compensateurs et un salaire plus élevé[1]. Dans tous les cas, si prédisposées soient-elles, les personnes qui ont tenu dix à vingt ans en horaires de nuit n'ont pu y parvenir qu'au prix d'une hygiène de sommeil drastique. Et toutes ont dû élaborer des stratégies compensatrices assez sophistiquées pour tenir le coup. L'une d'elles, qui devait parcourir deux fois quatre-vingts kilomètres pour se rendre à son travail de nuit et en revenir au petit matin, m'a raconté s'être fabriqué une multitude d'itinéraires destinés, par leur variété, à stimuler son attention, et les avoir ponctués d'arrêts, programmés, pour faire régulièrement de courtes siestes – sur la place d'un village, à l'orée d'une forêt, dans un parc ombragé, etc. Tous ces oiseaux de nuit ont (et doivent avoir) leurs "petits trucs". Il y va de leur survie.

1. De l'ordre de 8 % pour un travail de nuit régulier, et de 3,6 % pour un travail de nuit occasionnel (http://dares.travail-emploi.gouv.fr/IMG/pdf/2014-062.pdf).

Une vie d'infirmière, focus

En 2011, une étude américaine, entreprise par l'université Vanderbilt de Nashville (Tennessee), s'est intéressée aux stratégies de récupération de 331 infirmières de nuit pendant leurs périodes de repos (trois jours sans travail après quatre nuits travaillées) : il est apparu qu'une minorité (2 %) ne changeait rien à ses rythmes, continuait de dormir le jour et de veiller la nuit ; d'autres, plus nombreuses (15 %), dormaient pour moitié la journée et pour moitié la nuit ; une majorité, en revanche, passait d'un sommeil diurne à un sommeil nocturne, les unes (25 %) en se privant totalement de sommeil à chaque transition de rythme (pendant plus de vingt-quatre heures au moment de l'entrée en période de repos et au moment de la reprise du travail), les autres (50 %) en dormant également une bonne partie de la journée qui ouvrait la période de repos et celle qui précédait la reprise du travail ; enfin, un peu plus de 10 % dormaient systématiquement en seconde partie de nuit et la matinée qui suivait. Ce sont les infirmières de ce dernier groupe qui se sont révélées les plus aptes à supporter ce type de vie. Leurs témoignages suggéraient en effet qu'elles ressentaient moins la fatigue, que leur qualité de vie en général et la qualité de leur sommeil en particulier étaient bien meilleures que celles des autres. Leurs collègues qui avaient essayé d'inverser leur rythme de sommeil en s'endettant d'une nuit de sommeil à chaque transition ont montré, au contraire, une moins bonne adaptation[1].

1. Gamble *et al.* 2011.

Le travail posté ou l'horloge en morceaux

Aux contraintes du travail de nuit s'ajoutent celles du travail posté, qui impose à plusieurs personnes de se relayer successivement au(x) même(s) poste(s), selon un roulement prédéfini – parfois vingt-quatre heures sur vingt-quatre, sept jours sur sept, comme dans l'infernal 3 × 8, ou le non moins confortable 2 × 8, avec des périodes de récupération en décalage avec la vie familiale, propices à l'isolement social et, qui plus est, fréquemment phagocytées par les obligations parentales et domestiques. Ici, en plus du travail de nuit, l'employé se voit régulièrement imposer des changements d'horaires qui désynchronisent sans arrêt les horloges internes et perturbent les rythmes biologiques, davantage encore que le travail de nuit régulier : horaires du matin (de 5 heures à 13 heures), horaires d'après-midi (de 13 heures à 21 heures), puis horaires de nuit (de 21 heures à 5 heures). Sans compter les contraintes physiques et de vigilance, qui sont souvent plus grandes dans le travail posté : demeurer indéfiniment debout, soumettre son corps à de mauvaises postures, subir la vibration des machines, porter de lourdes charges, avoir les yeux rivés sur un écran, lire des heures durant des chiffres et des lettres minuscules, être attentif sans discontinuer à des signaux lumineux ou sonores[1]. Si la plasticité de la jeunesse permet d'amortir la rudesse de ces conditions, le travailleur posté a tôt fait de se sentir vieux avant l'âge. La galerie de portraits mise en ligne sur le site de l'Institut national de recherche et de sécurité (INRS) est trop

1. http://www.inrs.fr/risques/travail-de-nuit-et-travail-poste/donnees-generales-et-exposition-aux-risques.html.

petite pour rendre compte de la diversité des cas de figure, mais elle donne quelques indices : ici, un ouvrier spécialisé, qui, après vingt ans de carrière, reconnaît avoir pris du poids à force de grignoter pour "tenir le coup", continue de fumer dans l'unique souci de parvenir à "rester vigilant", n'arrive plus à dormir comme avant, souffre de fatigue chronique et de légère dépression, et s'est vu diagnostiquer à 45 ans une hypertension artérielle ; là, une femme de ménage divorcée, qui commence ses journées à 5 h 30, pour être à son travail à 8 heures après une heure trente de trajet, élève seule deux enfants de 5 et 13 ans, et ne rentre à la maison qu'à 21 heures ; là encore, une infirmière qui fait des gardes de douze heures entre 19 heures et 7 heures du matin, trois jours sur sept, les samedis et les dimanches compris, quand elle n'est pas appelée à effectuer des heures supplémentaires pour répondre aux urgences, et n'a plus ni vie familiale ni vie sociale. Ailleurs encore, dans le monde du transport ferroviaire, par exemple, l'arythmie des horaires de travail est telle que "les cheminots ont sommeil au moment de manger et faim au moment de dormir[1]". Il faut lire les témoignages de trois d'entre eux, dans *Nous, conducteurs de train*, pour prendre la mesure de certains des rythmes qui sont inventés : "Je prends mon service à 8 h 30 [ce qui implique un réveil à 6 h 30] et je finis pile à 16 heures. Je reste sur place à la gare d'arrivée pour seize heures de repos hors résidence. Seize et neuf, ça fait 1 heure du matin. J'attaque de nouveau à 1 heure du matin, pour finir à 7 h 30. Elle est comme ça sur le papier, cette journée. Eh bien… Comment ça se gère ça ?" Et là encore, au-delà de leurs effets sur la santé et

1. Fernandez, Gatounes, Herbain & Vallejo 2003, p. 100.

de “l’angoisse permanente” qu’ils suscitent, ces horaires de travail renvoient inéluctablement à la question de la désagrégation de la vie familiale et de la vie sociale[1]. Mais l’isolement est aussi professionnel : dans les entreprises pratiquant la “fragmentation” des horaires, comme la RATP, il arrive que les employés ne mettent même plus de visages sur les noms de leurs collègues faute de les avoir assez fréquentés[2].

En France, environ 20 % de la population active subit d’année en année le joug du travail de nuit et/ou du travail posté, et dans autant de conditions difficiles que de métiers concernés[3].

Les forçats de la route

Les chauffeurs routiers sont un cas à part, et quelque peu extrême, dans la mesure où certains d’entre eux peuvent travailler jusqu’à treize heures sur vingt-quatre, six jours d’affilée, avant de prendre quarante-cinq heures de repos consécutives. Après quatre heures de conduite continue, ils ont obligation de marquer une pause de quarante-cinq minutes[4]. Le journaliste Julien Brygo, qui a longtemps enquêté sur l’utilité sociale du travail en France, a recueilli le témoignage d’André Ribeiro, un routier employé par une société californienne : “Le plus dur, c’est l’attente, la solitude, l’enfermement dans sa propre pensée. Et la fatigue. Tous les conducteurs vous le diront : on se sent dangereux,

1. *Ibid.*, p. 107 et 117.
2. Thibault 2013, p. 169.
3. Åkerstedt *et al.* 2013, p. 29.
4. *Ibid.*, p. 53.

car on nous pousse dans nos derniers retranchements. Moi, je conduis onze heures tous les jours ! Onze heures assis sur mon siège ! On est dopés à la caféine, aux boissons énergisantes ; tout ce qui sort, on l'essaie. Et on s'endort avec des somnifères[1]."

Existence en péril

Dans tous les cas, comme l'a établi en 2012 un rapport commandé par le ministère de la Santé à la Société française de médecine du travail (SFMT), auquel j'ai pu collaborer, le travail posté ou de nuit donne lieu, en moyenne, à une perte de une à deux heures de sommeil par vingt-quatre heures, et conduit à un endettement chronique qui, additionné à la désynchronisation de l'horloge biologique, peut être "associé à une augmentation modérée du risque de maladies cardiovasculaires, de l'indice de masse corporelle, d'hypertension artérielle et de perturbations du bilan lipidique[2]". Déjà en 1986, la prestigieuse revue médicale britannique *The Lancet* avait publié les résultats d'une étude pionnière dans laquelle 504 ouvriers suédois d'une imprimerie en travail posté avaient été suivis pendant vingt ans. Il était apparu que le risque d'accident cardiaque (infarctus du myocarde et angine de poitrine) avait augmenté en proportion de la durée d'exposition au travail posté : il avait été multiplié par 2,2 et 2,8 après, respectivement, onze à quinze ans et seize à vingt ans d'exposition au travail posté. Le travail de nuit ou posté est en outre particulièrement défavorable

1. Brygo 2018.
2. SFMT 2012 ; cf. aussi p. 125 et suivantes.

aux femmes : d'une part, parce que la dérégulation circadienne, qui entraîne des modifications de la sécrétion de la mélatonine, constitue un "facteur de risque probable pour le cancer du sein" ; d'autre part, parce qu'il "peut être associé à une augmentation modérée du risque d'avortements spontanés, d'accouchements prématurés et de retard de croissance intra-utérin"[1].

Au rythme où vont les choses, on peut se demander s'il restera de la place, demain, pour le sommeil nocturne et pour une vie en harmonie avec les rythmes circadiens. En attendant, si 80 % de la population active n'est pas encore victime du travail de nuit et du travail posté, il n'en demeure pas moins que la dette de sommeil l'affecte aussi.

---

1. Straif *et al.* 2007 ; cf. aussi http://www.chu-rouen.fr/sfmt/autres/Recommandations_Argumentaire_Version_juin_2012.pdf.

4

OÙ EN ÊTES-VOUS DE VOTRE DETTE ?

Une nuit sans sommeil produit de la dette. Mais une petite dette se rembourse vite. Le problème commence quand la dette s'accumule, c'est-à-dire, dans notre cas, quand le manque de sommeil devient régulier et constant. Or, le monde dans lequel nous vivons produit un endettement chronique qui n'est pas sans risque. Les problèmes de santé que nous rencontrons à tout âge, qu'ils soient de courte ou de longue durée, graves ou mineurs, constants, réguliers ou épisodiques, font toujours l'objet du même questionnement : "Comment ai-je bien pu attraper ça ?", "Comment ai-je pu en arriver là ?". On passe évidemment par toutes les hypothèses, à ceci près qu'on néglige trop souvent l'une des causes possibles de nos maux, et non la moindre : le manque chronique de sommeil.

Ayez le réflexe sommeil

Que vous ayez des rhumes à répétition, de l'hypertension ou du diabète, un problème de surpoids, des maux de tête ou des douleurs de dos récurrents, pensez à vous poser la question : qu'en est-il de mon sommeil ? Trop peu de gens le font. Pis encore, quand ils manquent de sommeil, beaucoup résistent à la somnolence en fumant davantage, en mangeant sucré, en s'abreuvant de café et autres boissons énergisantes, parfois en prenant toutes sortes de psychotropes, et c'est le cercle vicieux. Lorsqu'ils en prennent conscience, leur première intention n'est pas mauvaise : "Il faut que j'arrête tout ça", mais elle n'est pas suffisante. Ils devraient aussi se poser cette question : "Et si j'essayais de dormir davantage ?"

Le sommeil n'est pas réparateur pour rien : il est bel et bien notre première médecine. C'est pourquoi, les études qui mettent en lumière les dangers de la dette de sommeil prolongent celles que nous avons vues au chapitre 2 lorsqu'il était question d'identifier les fonctions réparatrices du sommeil. Ce ne sont plus les conséquences d'une nuit de restriction de sommeil qu'elles recherchent, mais celles d'un manque de sommeil chronique : sur plusieurs nuits (comme le permettent les études en laboratoire) ou sur une ou plusieurs années (comme les enquêtes épidémiologiques que nous venons de citer l'ont mis en évidence). Nous verrons qu'à la longue un déficit chronique de sommeil – par ce qu'il inflige aux systèmes immunitaire et cardiovasculaire, ainsi qu'au métabolisme – peut être à l'origine de graves maladies. Quelques études épidémiologiques majeures ont en effet permis d'établir un lien étroit entre la dette de sommeil et certains facteurs de morbidité ou de mortalité : accidents de la route ou domestiques, anxiété et dépression, surpoids et obésité, diabète de type 2[1],

1. Le diabète de type 1 (dit insulinodépendant) touche surtout l'enfant et le jeune adulte, chez qui l'insuline produite en quantité insuffisante empêche la pénétration du glucose dans les cellules, entraînant une

hypertension artérielle et pathologies cardiovasculaires[1]. Les raisons en sont biologiques et comportementales : biologiques car le sommeil, rappelez-vous, est la période de sécrétion et de régulation de nombreuses hormones indispensables à l'équilibre physiologique (mélatonine, cortisol, TSH, leptine, ghréline, hormone de croissance) ; comportementales, car la privation de sommeil s'accompagne de troubles de la vigilance, d'une activité physique restreinte et d'une fragilité émotionnelle, favorisant l'irritabilité et la perte de contrôle.

Les comptes cachés de la dette

D'aucuns pourraient arguer qu'ils possèdent une grande capacité d'adaptation et qu'il leur est toujours possible de récupérer en se reposant davantage le week-end ou pendant les vacances. Peut-être qu'une minorité d'entre vous en est capable, ou a l'impression de l'être. Encore faudrait-il vous assurer qu'aucune partie de votre corps n'en soit altérée à long terme, ce que la seule impression d'avoir bien récupéré ne permet pas vraiment d'apprécier. N'oubliez pas : plus vous sollicitez votre corps et moins vous l'entretenez, plus il s'use. Et le prochain

---

concentration anormalement élevée de glucose dans le sang. Le diabète de type 2 (dit non insulinodépendant) est généralement caractérisé par une perte progressive de la sécrétion d'insuline, produite par le pancréas, dans un contexte de résistance organique à son action ; il provoque une hyperglycémie et survient en général après 50 ans. Près de 90 % des diabètes sont de type 2.

1. Garbarino *et al.* 2016 (pour la somnolence sur la route) ; Faraut *et al.* 2012 (pour l'hypertension) ; Zhai *et al.* 2015 et Dickinson *et al.* 2018 (pour l'anxiété et la dépression) ; Bayon *et al.* 2014 (pour l'obésité) ; Gangwish *et al.* 2007 (pour le diabète) ; Ferrie *et al.* 2007 et Cappuccio *et al.* 2011 (pour les événements cardiovasculaires).

épisode du manque chronique de sommeil continuera de creuser son sillon, quelque part dans votre organisme, insidieusement, jusqu'au jour où les premiers indicateurs se mettront à clignoter, annonçant qu'un seuil a été franchi, que le bouchon a été poussé trop loin, qu'il est grand temps de vous ressaisir. Prenez-y garde, car, de loin en loin, l'usure de votre corps sera propice aux accidents et à des pathologies qui ont, entre autres caractéristiques, celle d'augmenter les risques de survenue d'un accident cardiovasculaire, l'une des deux plus grandes causes de mortalité avec le cancer.

L'organisme en alerte

N'allez pas croire qu'il soit vain de mieux dormir au motif que les voyants rouges du risque d'accident cardiovasculaire n'ont pas encore clignoté, ou n'ont aucune raison tangible de clignoter. Si de courtes et de rares restrictions de sommeil sont sans grandes conséquences à long terme, un manque chronique de sommeil est toujours préjudiciable pour l'organisme. Il y a d'ailleurs plusieurs moyens de s'en apercevoir, qui sont autant d'indicateurs d'une somnolence chronique, par conséquent de risques pour votre santé. Les voyants clignotent de différentes couleurs avant de passer au rouge. Disons que les premiers clignotent en jaune, car ce sont des phénomènes d'apparence anodine. Quels sont-ils ? Des bâillements à répétition, une raideur de la nuque, une difficulté à se concentrer, une dilatation ou une contraction excessive des pupilles, une accélération de la fréquence du battement des cils : autant de signes d'une somnolence trop prononcée. S'ils n'ont lieu qu'irrégulièrement et de manière très espacée, ce n'est pas trop grave, mais s'ils surviennent tous les jours, ce n'est pas normal du tout. En deuxième ligne, les voyants orange, notamment ceux qui ressortissent à l'humeur et à la psychologie : une irritabilité croissante, un lent glissement vers la dépression, mais aussi une plus grande sensibilité à la douleur. Évidemment, le manque de sommeil n'est pas toujours le grand responsable, mais il faut tout de même vous en préoccuper. Nous verrons que la dette de sommeil s'accompagne aussi d'une fâcheuse tendance à tomber malade à la première occasion, signe d'un épuisement du système immunitaire : l'alerte devient alors orange sanguine. Mais quand ce sont les voyants rouges qui clignotent, c'est que l'organisme s'affole : une prise de poids anormale (bien que vous soyez attentif à la qualité de votre alimentation), un début d'hypertension, une prise de sang indiquant un taux de glycémie trop important. C'est pourquoi il est important d'interroger régulièrement votre rapport au sommeil, d'être attentif à tous les signes indiquant une récupération insuffisante, et d'introduire la sieste dans votre carnet de santé. Mais faisons d'abord un tour d'horizon plus précis des grands dangers de la dette de sommeil. Quand viendra l'heure de la sieste, nous verrons comment celle-ci s'applique scrupuleusement à les éloigner.

Premières et dernières factures

Somnolence en hausse, vigilance en berne

Premier symptôme visible de la dette de sommeil, la somnolence, qui n'est pas à prendre à la légère. Les troubles de la vigilance dont elle peut être la cause sont accidentogènes, c'est-à-dire potentiellement mortels. Montez dans une voiture pour conduire ou traversez la rue alors que vous manquez de sommeil, et le voyant passe du jaune au rouge vif.

Une étude de la Sécurité routière américaine a démontré que le fait d'être somnolent au volant quadruple le risque d'avoir un accident, et que près d'un quart des accidents (et presque accidents[1]) de la route ont pour origine la somnolence[2]. Elle a également souligné que les sujets les plus à risque sont les personnes de 16 à 29 ans (en particulier de sexe masculin), les travailleurs postés (dont le sommeil, nous l'avons vu, est malmené par des horaires de nuit ou variables) et les personnes victimes de troubles du sommeil tels que l'apnée[3] du sommeil ou la narcolepsie[4]. Aux États-Unis toujours, environ 56 000 accidents de voiture, 40 000 blessés et 1 500 décès sont imputables chaque année à la somnolence au volant[5] ; entre 1999 et 2008, la somnolence au volant a été responsable de 16,5 % des accidents mortels de la circulation[6]. En Europe, la moyenne, pendant ces années-là,

---

1. Un franchissement de ligne involontaire redressé *in extremis* ou un freinage d'urgence après une erreur de conduite, par exemple.
2. Klauer *et al.* 2006.
3. "On appelle apnées du sommeil les pauses fréquentes de la respiration pendant le sommeil qui peuvent durer de dix secondes à deux minutes Dans les formes les plus sévères, plus de trente apnées par heure sont observées, et parfois même jusqu'à quatre-vingt-dix. Ces pauses génèrent de fréquents réveils ou des « micro-éveils ». Le sommeil s'en trouve altéré et perd sa fonction réparatrice", avec, entre autres conséquences, de l'hypersomnolence dans la journée (Åkerstedt *et al.* 2013, p. 32).
4. "Une personne atteinte de narcolepsie peut présenter des accès de somnolence irrépressibles et parfois s'endormir à plusieurs reprises tout au long de la journée, souvent à des moments et dans des lieux inopportuns. Ces accès de sommeil se produisent sans signe préliminaire et peuvent devenir physiquement incontrôlables" (*ibid.*, p 33).
5. NCSDR/NHTSA 1997.
6. Åkerstedt *et al.* 2013, p. 21.

a été d'environ 20 %. Et en France, rien qu'en 2011, sur 3 970 accidents mortels, 732 ont eu lieu sur des lignes droites : 85 % d'entre eux étaient liés à la somnolence[1].

Il faut dire que la durée du temps de sommeil, la veille d'un départ, semble inversement proportionnelle à la durée du voyage. Au milieu des années 1990, des spécialistes français du sommeil avaient révélé que la moitié des conducteurs dormaient moins la nuit qui précédait leur départ[2]. En 2002, une autre étude avait montré que le risque d'accident était pratiquement multiplié par trois chez les conducteurs ayant dormi moins de cinq heures dans les dernières vingt-quatre heures, comparativement aux conducteurs ayant bénéficié d'une nuit complète de sommeil. Inutile de dire que ce risque est démultiplié chez les conducteurs qui ajoutent leur propre dette de sommeil à cette restriction de dernière minute. Les conducteurs ont toujours tendance à sous-estimer les effets que le manque de sommeil produit sur leur cerveau et à surestimer leur capacité à (bien) réagir dans l'épreuve. L'expérience qui l'a mis en évidence a fort heureusement veillé à ce que la conduite fût simulée[3].

Comprendre la somnolence pour mieux la combattre

Appréhender le risque de somnolence requiert de savoir d'où elle vient et à quoi elle sert. Vous aurez remarqué qu'elle existe sous deux formes : la somnolence qui précède le sommeil (lorsqu'elle est impulsée par un besoin de dormir) et

1. *Ibid.*
2. *Ibid.*
3. Banks & Dinges 2007.

celle qui, bien souvent, succède au sommeil, le temps que le réveil s'accomplisse. Elle est en réalité un état tampon indispensable entre les deux états qui rythment notre vie : le sommeil et l'éveil. Ainsi passons-nous sans brutalité de l'un à l'autre, en préparant notre organisme aux importants changements physiologiques qui accompagnent ce passage : la baisse du tonus musculaire et des fréquences respiratoire et cardiaque lors de l'endormissement, et leur remontée au moment du réveil. La narcolepsie présente justement l'inconvénient de raccourcir au minimum cette étape de transition et de faire littéralement chuter l'individu dans le sommeil paradoxal, indépendamment de la corrélation étroite qui existe entre les variations de notre température centrale et notre degré de somnolence. En temps normal, notre vigilance augmente avec notre niveau de température, de l'aurore à la fin de l'après-midi, avec une petite chute de vigilance (et de température) en début d'après-midi ; elle diminue ensuite avec elle, dans la soirée, jusque très tôt le matin[1] : on aura reconnu la patte de l'horloge biologique et la tyrannie de son rythme circadien. Mais un rythme intermédiaire, dit ultradien, prédispose lui aussi l'organisme – toutes les heures et demie-deux heures, environ – à entrer en mode sommeil[2]. Il est moins marqué que le rythme circadien, mais suffisamment actif pour rendre la conduite plus dangereuse au bout de deux heures et justifier un temps de pause. Nous verrons combien ces discrets engourdissements de la conscience sont importants à repérer et à respecter avant d'entreprendre une sieste. Évidemment, toutes ces périodes d'hypovigilance

1. Fröberg 1977.
2. Lavie 1989.

majeure ou secondaire sont fortement accentuées et beaucoup plus accidentogènes en cas de dette de sommeil.

Êtes-vous dangereux, pour vous-même et pour les autres ?

À ce jour, il n'existe pas de test objectif qui vous permettrait de déceler, de chez vous, le niveau de votre dette de sommeil. Les enregistrements électroencéphalographiques – qui mesurent bel et bien la propension physiologique au sommeil, *via* des tests répétés d'endormissement diurne – ne peuvent se faire qu'au calme, assis dans la froide pénombre d'un laboratoire outillé. L'une de mes thématiques de recherche est justement le dépistage de la somnolence par des tests biologiques non invasifs à partir de la salive. Les premiers résultats suggèrent que le taux sanguin des neutrophiles (ces cellules sanguines de la famille des globules blancs, dont le rôle est essentiel dans la lutte antibactérienne et le processus inflammatoire) pourrait augmenter avec l'intensité de la dette de sommeil[1].

Restent les méthodes subjectives qui, sans être parfaites, sont capables, sur la base d'un court questionnaire, de donner une bonne idée de votre état général de somnolence diurne. La plus utilisée d'entre elles est l'échelle de somnolence d'Epworth. Que diriez-vous de l'expérimenter ? Il vous suffit d'évaluer, sur une échelle de 0 à 3, votre niveau de somnolence dans huit circonstances particulières. Par exemple, si vous n'avez pas l'habitude de vous endormir en lisant assis, mettez 0 ; mais si vous vous assoupissez dès la première page, mettez 3. Un score total supérieur ou égal à

1. Faraut *et al.* 2011 ; cf. aussi l'éditorial *in* Lange & Born 2011.

10 indique une réduction significative de la vigilance ; un score supérieur ou égal à 16 indique une somnolence excessive nécessitant une consultation médicale.

Testez votre état habituel de somnolence

SITUATION	RISQUE DE SOMNOLENCE
Assis en train de lire	
En regardant la télévision	
Assis inactif dans un lieu public (théâtre, réunion)	
Comme passager dans une voiture roulant sans pause depuis une heure	
Allongé l'après-midi pour se reposer quand les circonstances le permettent	
Assis en train de parler à quelqu'un	
Assis calmement après un repas sans alcool	
Dans une voiture immobilisée depuis quelques minutes dans un encombrement	
TOTAL	

0 = aucun risque de somnolence
1 = risque léger de somnolence
2 = risque modéré de somnolence
3 = risque élevé de somnolence

Tableau 4.1 – L'échelle de somnolence d'Epworth. (Johns 1991.)

Une sensibilité accrue à la douleur

Une autre manière, quoiqu'un peu brutale, d'évaluer un déficit de sommeil consiste à s'infliger une petite douleur. Si vous hurlez en vous pinçant légèrement le bras, votre déficit de sommeil est grand. J'exagère à dessein, car il existe bel et bien un lien entre la dette de sommeil et la tolérance à la douleur. De nombreuses études épidémiologiques – subjectives donc – l'ont montré dans différentes circonstances de restriction de sommeil : en 2008, un échantillon représentatif de près de mille personnes réunies par le département de psychiatrie et des sciences comportementales de l'université Johns-Hopkins a permis de mettre en évidence qu'un sommeil régulier de moins de six heures était associé à un ressenti plus vif de la douleur[1] ; en 2015, une étude de la NSF sur un autre échantillon d'environ mille personnes a permis d'établir qu'une diminution du temps nécessaire de sommeil supérieure à quarante minutes allait de pair avec l'apparition de douleurs chroniques[2].

Les chercheurs ont tenté d'objectiver tous ces témoignages en laboratoire en mesurant la tolérance à la douleur provoquée par la chaleur ou la pression mécanique. Une équipe de l'unité de pharmacologie clinique du centre hospitalo-universitaire de Clermont-Ferrand a ainsi déterminé, chez des adultes en bonne santé (20-40 ans), qu'une seule nuit raccourcie de moitié ou des trois quarts – soit une nuit de deux ou quatre heures pour une personne habituée à dormir huit heures – suffisait à accroître la sensibilité à la douleur.

---

1. Edwards *et al.* 2008.
2. NSF 2015.

En l'occurrence, à l'aide d'une thermodiode ou d'un laser – ciblant des aires anatomiques particulièrement sensibles à la douleur (ici, la main) – dont la température augmentait[1]. J'ai moi-même participé à ce type d'expérience en collaboration avec l'équipe de Serge Perrot, du Centre d'étude et de traitement de la douleur (CETD) de l'Hôtel-Dieu. Il est apparu que les personnes qui n'avaient dormi que deux heures la nuit précédant la mesure ressentaient une douleur dès 42,6 °C (le matin) et 42,7 °C (l'après-midi), alors que les dormeurs à plein temps du groupe de contrôle n'avaient réagi qu'autour de 44 °C[2]. L'art de la "torture" étant par nature inventif, d'autres expériences ont consisté à appliquer une pression croissante au niveau de la peau (à l'aide d'un algomètre), ou à envoyer un rayon de chaleur de 100 watts sur un doigt – chaque fois, pour mesurer le temps de réaction des participants. Et il a été démontré que les personnes en dette de sommeil qui, durant quatre jours, dormaient deux heures de plus qu'à leur habitude retiraient leur doigt quelques secondes après celles qui ne bénéficiaient pas de ce sommeil supplémentaire[3].

Conclusion : si vous avez des douleurs chroniques – notamment musculosquelettiques[4] – et que vous êtes en dette de sommeil, efforcez-vous de dormir davantage, vos douleurs n'en seront que plus tolérables. À la longue, le manque de

---

1. Onen *et al.* 2001 ; Tiede *et al.* 2010.
2. Faraut *et al.* 2015a.
3. Roehrs *et al.* 2012.
4. Les troubles musculosquelettiques (TMS) d'origine professionnelle sont les pathologies "de surcharge" (du fonctionnement organique) qui augmentent le plus dans les pays occidentaux : elles toucheraient 500 000 personnes en France (Dejours 2016, p. 258).

sommeil accentue les sensations douloureuses, lesquelles compliquent l'endormissement, ce qui détériore davantage le sommeil et finit par aviver les douleurs. Un cercle férocement vicieux.

De la mauvaise humeur à la dépression

Sans doute avez-vous déjà remarqué avec quelle facilité une nuit exécrable vous rend irritable. Alors imaginez l'effet d'une accumulation ininterrompue de nuits trop courtes. Arrivé à cet endroit du livre, vous ne serez pas surpris d'apprendre qu'il y a aussi un lien étroit entre la dette de sommeil et les troubles de l'humeur. Et ce à tout âge. Chez les adolescents de 14 à 17 ans, cinq nuits consécutives de six heures et trente minutes – en somme, la durée quasi habituelle de leur sommeil pendant les jours de scolarité – faisaient augmenter leurs sentiments de tension, de colère, d'hostilité, de confusion et, bien entendu, de fatigue. Cette mauvaise humeur a d'ailleurs été confirmée par les parents, qui, au cours de cette expérience, ont constaté que leur progéniture était davantage dans l'opposition, plus irritable et à fleur de peau[1]. Or toutes les études pédopsychiatriques attestent que cette restriction de sommeil a aussi pour conséquence – en exacerbant la vulnérabilité émotionnelle propre aux adolescents – de favoriser les conduites à risque et le goût pour les stupéfiants, l'alcool et le tabac[2].

Là encore, si une dette de sommeil s'accompagne invariablement de troubles de l'humeur, ceux-ci ne manquent

1. Baum *et al.* 2014.
2. Dahl 2008.

jamais de perturber davantage le sommeil, ce qui ne fait qu'accentuer les troubles. Et il n'est pas rare qu'un déficit de sommeil qui ne trouve pas de solution et s'installe dans la durée aboutisse à un épisode de dépression. Soucieux de vérifier l'universalité de cette tendance – qui pourrait bien n'être, après tout, qu'un trait de plus de la société occidentale –, deux chercheurs coréens de la faculté de médecine de l'université nationale Kyunpook à Daegu l'ont récemment démontré : les personnes qui ne dorment que quatre ou cinq heures par nuit présentent, en moyenne, davantage de symptômes de dépression que celles qui s'accordent sept à huit heures de sommeil[1]. Les résultats de sept études internationales, conduites sur plusieurs années, et réunissant plus de 25 000 personnes au Japon et aux États-Unis, ont mis en évidence que les courts dormeurs présentaient un risque de dépression 30 % plus élevé[2]. Tendance universelle donc.

Bien sûr, toutes les dépressions ne sont pas dues au manque de sommeil. Mais la plupart des dépressions altèrent sa qualité – la majorité des patients déprimés dort mal[3] – et on estime, en France, que près de 18 % de la population, tous âges confondus, a souffert ou souffrira d'une dépression (23,5 % de femmes et 12 % d'hommes)[4]. Or, parmi les neurotransmetteurs que l'état dépressif affaiblit et que les antidépresseurs s'emploient à dynamiser, il y a la sérotonine, impliquée dans un grand nombre de fonctions de l'organisme, en particulier la régulation de la température, de

1. Kim & Lee 2018.
2. Zhai *et al.* 2015.
3. INPES (Institut national de prévention et d'éducation pour la santé) 2005.
4. *Ibid.*

l'humeur, le contrôle de la douleur, de l'appétit, de l'agressivité, et – vous vous y attendiez, sans doute – le sommeil. Pour entrer dans la phase de sommeil paradoxal, par exemple, il est indispensable que les neurones qui libèrent la sérotonine réduisent leur activité. C'est la raison pour laquelle le sommeil paradoxal des personnes déprimées arrive plus tôt dans la nuit : en effet, dès lors que les terminaisons nerveuses du tronc cérébral échangent moins de sérotonine, le cerveau est, d'une certaine manière, prédisposé à entrer en sommeil paradoxal. D'où, chez ces malades, une augmentation globale, au cours de la nuit, de la proportion de sommeil paradoxal – au détriment de la quantité souhaitable de sommeil lent profond – et un plus grand nombre de réveils nocturnes[1].

Toutefois, les personnes en dépression pourraient tirer avantage de cet inconvénient en pratiquant une nuit de quatre heures une fois par semaine. Favorable au tonus de la sérotonine, l'absence de sommeil paradoxal aura un effet antidépresseur[2]. Aux premiers temps du traitement antidépresseur, l'action qui vise à inhiber la recapture de ce neurotransmetteur pourrait même s'en trouver accélérée.

La proie rêvée des virus

S'il y a une chose qui sape le moral, c'est bien d'attraper tous les rhumes qui passent, et de perdre chaque année de longues journées à trembler sous les draps ? Si vous êtes de ceux-là et que vous ne dormiez pas assez, sachez qu'il y a de bonnes chances pour que le responsable de votre "fragilité"

1. Adrien 2002.
2. Vogel *et al.* 1975.

ne soit pas votre constitution mais votre déficit de sommeil, chronique ou non. En 2015, des chercheurs américains du département de psychologie de l'université de Pittsburgh, en Pennsylvanie, ont enregistré durant une semaine le sommeil de 164 adultes en bonne santé, âgés de 18 à 55 ans, avant de leur inoculer généreusement un rhinovirus et de les surveiller cinq jours de plus, le temps que le rhume se déclare (ou pas). Le résultat fut sans appel : le risque de contracter la maladie s'est révélé quatre fois supérieur pour ceux qui avaient dormi moins de six heures par nuit que pour ceux qui avaient dormi plus de sept heures, mais il n'a pas été retrouvé de risque significativement plus élevé pour ceux qui avaient dormi de six à sept heures[1]. En revanche, quelques années plus tôt, la même équipe, sur la base d'une mesure subjective du sommeil (à partir d'agendas de sommeil tenus par les "patients" durant quatorze jours), était arrivée à la conclusion que les personnes qui dormaient moins de sept heures risquaient trois fois plus de s'enrhumer que celles qui dormaient huit heures ou plus[2].

Évidemment, sur le temps long, une dette de sommeil n'arrange rien, et les personnes qui exercent les métiers dont nous avons évoqué la dureté sont les plus vulnérables. La Nurses Health Study – cette étude de l'université Harvard, publiée en 2009 et pilotée durant quatre ans, entre 2001 et 2005, auprès d'une cohorte de 57 000 infirmières américaines saines et sans antécédents médicaux personnels ou familiaux susceptibles de fausser l'analyse – l'a éloquemment illustré : le risque de contracter une pneumonie était une

1. Prather *et al.* 2015.
2. Cohen *et al.* 2009.

fois et demie plus élevé pour les infirmières dont le temps de sommeil était inférieur ou égal à cinq heures par nuit (plus de 5 % de la population étudiée) que pour celles qui avaient la chance de pouvoir s'accorder huit heures de sommeil (près de 24 %)[1].

Afin de comprendre pourquoi le système immunitaire est défaillant en situation de dette de sommeil, des chercheurs du département de psychiatrie de l'université de Californie, à San Diego, ont privé de sommeil 42 jeunes hommes en bonne santé, une nuit seulement, entre 22 heures et 3 heures du matin. À leur réveil (entre 7 et 9 heures du matin), avec une simple prise de sang, les scientifiques ont pu constater que leur taux de lymphocytes T cytotoxiques – des cellules qui combattent notamment les infections – avait diminué pratiquement de moitié[2]. Mais après une nuit de récupération, leur système immunitaire avait retrouvé son équilibre. Toutefois, en cas de dette de sommeil, l'immunité demeure constamment affaiblie, comme l'a révélé l'analyse sanguine d'infirmières alternant régulièrement travail de jour et travail de nuit[3].

En outre, nous l'avons vu au chapitre 2, le sommeil lent profond, en favorisant notamment la production d'hormone de croissance, contribue à renforcer notre mémoire immunitaire : en cas d'infection, l'organisme produit – outre des lymphocytes T tueurs – des lymphocytes B "mémoires" qui enregistrent les caractéristiques des agents pathogènes afin d'être en mesure, ultérieurement, de produire des anticorps

1. Patel *et al.* 2012.
2. Irwin *et al.* 1996.
3. Faraut *et al.* 2013.

adaptés et donc plus efficaces. Lors du sommeil lent profond, cette réponse immunitaire adaptative est facilitée par le taux élevé d'hormone de croissance et de prolactine, mais aussi par la quasi-absence de cortisol (et par là de processus anti-inflammatoire)[1].

Après avoir vacciné deux groupes de personnes contre l'hépatite A, Jan Born et son équipe de l'université de Lübeck ont constaté qu'une seule nuit de privation de sommeil après la piqûre entraînait, quatre semaines plus tard, une production deux fois moins importante d'anticorps contre la maladie[2]. Une autre étude, menée par une équipe du département de médecine de l'université de Chicago et portant sur le vaccin contre la grippe, a donné des résultats similaires, mais cette fois en situation de dette de sommeil : les personnes qui n'avaient dormi après la piqûre que quatre heures par nuit durant six jours avaient une production d'anticorps deux fois plus faible, dix jours plus tard, que celle des personnes du groupe de contrôle qui, elles, avaient pu dormir tout leur soûl[3]. Lorsqu'on pousse la logique jusqu'au bout, on comprend que les rats de laboratoire perdent la vie après de trop longues veilles[4]. Privés de sommeil pour les besoins de la recherche, ils finissent par mourir en deux ou trois semaines et, le plus souvent, faute de pouvoir se protéger des infections les plus bénignes.

---

1. Lange *et al.* 2010 ; Besedovsky *et al.* 2017.
2. Lange *et al.* 2003.
3. Spiegel *et al.* 2002.
4. Everson 1993.

Le cœur, l'ultime victime

Par conséquent, si le sommeil ressemble à la mort[1], s'en priver y conduit tout droit, et en manquer jour après jour en augmente le risque. Les études épidémiologiques qui l'indiquent ne manquent pas : on sait aujourd'hui que la probabilité d'un accident cardiovasculaire augmente nettement avec la dette de sommeil[2]. En témoigne la grande étude effectuée aux États-Unis, entre 1986 et 1996, par la faculté de médecine de Boston auprès de 82 969 infirmières. En dix années, elle a permis d'enregistrer 1 084 décès à la suite de maladies cardiovasculaires, qui ont donné lieu à une analyse statistique assez éloquente : le risque de mourir d'un accident cardiovasculaire avait été 1,45 fois plus important pour les femmes qui, par 24 heures, avaient dormi cinq heures (ou moins) que pour celles qui avaient dormi huit heures ; et plus les infirmières s'étaient rapprochées d'un temps de sommeil de huit heures, plus ce risque avait diminué[3]. En 2002, l'étude menée par l'université de Glasgow, en Écosse, auprès de 6 000 travailleurs issus de l'industrie ou de l'administration, suivis durant quatre à sept ans, a montré, de son côté, une plus grande

---

1. Jonathan Crary, professeur de théorie de l'art moderne à l'université Columbia (New York), écrit avec perspicacité dans *24/7. Le capitalisme à l'assaut du sommeil* : "L'une des multiples raisons pour lesquelles les cultures humaines ont si longtemps associé le sommeil à la mort tient à ce que tous deux attestent la continuité du monde en notre absence." (2014, p. 139)
2. Pour n'en citer que quelques-unes, à partir des années 2000 : Heslop *et al.* 2002 ; Ayas *et al.* 2003 ; Gottlieb *et al.* 2005 ; Ferrie *et al.* 2007 ; King 2008 ; Cappucio *et al.* 2011.
3. Ayas *et al.* 2003.

mortalité cardiovasculaire chez ceux qui avaient déclaré un temps de sommeil inférieur à sept heures par jour[1].

En 2008 a paru, dans la prestigieuse revue *Journal of American Medical Association (JAMA)*, une étude plus spectaculaire encore, conduite par des chercheurs de l'université de Chicago auprès de 495 hommes et femmes (en bonne santé et âgés d'une quarantaine d'années) dont la durée de sommeil quotidienne avait été enregistrée durant cinq ans à l'aide d'un actimètre porté au poignet[2]. L'étude visait cette fois à établir un lien entre le temps de sommeil et le niveau de calcification des artères, à l'origine de la plaque d'athérosclérose, donc d'éventuels événements coronariens. En moyenne, 12 % des participants ont vu leurs artères se calcifier cinq années après les premières mesures, cette proportion augmentant à mesure que diminuait le nombre d'heures de sommeil par nuit, et inversement. Plus généralement, lors d'une étude que j'ai coordonnée en 2012 auprès de 1 046 personnes qui se présentaient en consultation de médecine générale, il est apparu que ceux d'entre les patients dont le temps de sommeil était inférieur ou égal à cinq heures avaient 80 % de risque en plus que les autres de faire de l'hypertension[3].

En 2010, des chercheurs de l'université de Warwick, au Royaume-Uni, et de l'université de Naples, en Italie, ont conjugué leurs efforts pour extraire des publications répertoriées dans les grandes bases de données bibliographiques – spécialisées en sciences biologiques et biomédicales – les études qui, partout dans le monde, depuis le milieu des

---

1. Heslop *et al.* 2002.
2. King *et al.* 2008.
3. Faraut *et al.* 2012.

années 1960, se sont intéressées, sur des durées supérieures ou égales à trois ans, au temps de sommeil. Cette gigantesque méta-analyse a permis de "réunir" 249 324 participants, dont 4 141 avaient été victimes d'accidents cardiovasculaires – fatals ou non. Il en est ressorti que les courtes durées de sommeil – inférieures ou égale à cinq-six heures par nuit – augmentent de 48 % le risque de faire un accident cardiovasculaire[1]. Pour les travailleurs de nuit ou en horaires décalés, dont la dette de sommeil est souvent plus grande, les risques sont bien évidemment plus élevés[2].

Le spectre de l'obésité et du diabète

Les études en laboratoire sont venues confirmer, préciser et étendre ces résultats. Elles ont pu notamment établir que le fait de rester éveillé en dépit de la pression du sommeil – à un moment où nous sommes programmés pour dormir, et au cours duquel les fonctions neuroendocriniennes et immunitaires sont régulées par l'horloge biologique et les mécanismes du sommeil – a des conséquences potentiellement irréversibles à long terme. En témoigne cette étude réalisée en 2009 par une équipe de chercheurs de l'université Harvard, auprès de cinq hommes et de cinq femmes (25 ans d'âge moyen) en bonne santé et à qui il a été demandé – afin d'étudier les effets des horaires de travail variables sur la santé – de décaler leur sommeil de quatre heures, tous les soirs, durant sept jours. Les résultats furent parlants : en une semaine, les personnes qui avaient dormi huit heures

1. Cappuccio *et al.* 2011.
2. Faraut *et al.* 2013.

en horaires décalés ont vu leur taux de leptine (l'hormone de satiété) baisser de 17 %, leur taux de glucose augmenter de 6 % – alors même que l'insuline (hormone régulant la glycémie) augmentait en vain de 22 %, preuve que le système s'emballait –, et leur tension artérielle croître légèrement[1]. On imagine aisément l'ampleur de ces effets sur des personnes plus âgées dont les horaires changent constamment, dont la santé est déjà altérée par les rythmes du travail et dont le manque de sommeil s'accumule depuis plusieurs années.

Pour reproduire en miniature les conditions d'une dette de sommeil, les chercheurs de l'université du Colorado ont imposé à leurs dormeurs (seize jeunes adultes en bonne santé) cinq nuits consécutives de cinq heures entre 2 et 7 heures du matin. Cette courte dette s'est soldée par une hausse globale de la quantité de nourriture que les participants ont ingérée (supérieure à celle que la veille prolongée réclamait en termes énergétiques) et une prise de poids de 0,82 kilogramme[2]. Il ne fait aucun doute que le facteur psychologique – influent, comme on sait, en cas de fatigue – y a été pour quelque chose, d'autant que, dans ce cas précis, les taux de leptine et de ghréline (pour rappel, les hormones de régulation de l'appétit) n'indiquaient rien d'anormal. Quant au taux de glucose, que nous avons vu augmenter chez les personnes travaillant en horaires décalés, d'autres études – en l'occurrence sur de jeunes personnes en bonne santé – montrent qu'il croît également en cas de restriction de sommeil, même partielle[3] : en fait, deux nuits de quatre

---

1. Scheer *et al.* 2009.
2. Markwald *et al.* 2013.
3. Spiegel *et al.* 1999 ; Nedeltcheva *et al.* 2009.

heures suffisent à engendrer une intolérance au glucose pendant la journée et à réduire la sensibilité du glucose à l'insuline[1]. Une faiblesse qui, sur le long terme, c'est-à-dire en cas de manque chronique de sommeil, augmente considérablement le risque d'incidence du diabète de type 2 – une maladie susceptible d'entraîner des lésions vasculaires et d'accélérer l'athérosclérose[2].

Quand le stress menace

En 2011, j'ai eu l'occasion de mener une expérience analogue avec Karim Zouaoui Boudjeltia du Laboratoire de sommeil et de médecine expérimentale de l'Université libre de Bruxelles, auprès d'une dizaine de jeunes hommes (18-27 ans) en bonne santé, à qui il avait été demandé d'effectuer cinq nuits de cinq heures, encadrées de trois nuits de contrôle avant et de trois nuits de récupération après, chacune d'une durée de huit heures[3]. Notre intention était de vérifier si une restriction de sommeil, même modérée, suffisait à déclencher dans l'organisme un stress oxydatif et

---

1. Schmid *et al.* 2011.
2. En France, la prévalence globale du diabète – de type 2 pour 90 % des cas – était estimée à 4,6 % de la population en 2011. Un chiffre sous-estimé lorsqu'on sait qu'environ 20 % des personnes diabétiques âgées de 18 à 74 ans ne sont pas diagnostiquées. Apparaissant généralement après 40 ans (quoique diagnostiquée le plus souvent aux alentours de 65 ans), cette maladie a une incidence maximale entre 75 et 79 ans (20 % des hommes et 14 % des femmes). Toutefois, le mode de vie étant le principal facteur de risque, le diabète de type 2 peut aussi toucher des adolescents, voire des enfants (cf. https://www.inserm.fr/information-en-sante/dossiers-information/diabete-type-2).
3. Boudjeltia & Faraut *et al.* 2011.

inflammatoire des lipoprotéines LDL, ces molécules dont la mission principale est de transporter le cholestérol jusqu'aux cellules, mais qui sont aussi la cible privilégiée de l'oxydation. Or, une fois oxydées, ces lipoprotéines LDL entraînent la formation d'une plaque de lipides (principalement du cholestérol) sur la paroi des artères, laquelle formation est à l'origine de la plaque d'athérosclérose, responsable à long terme de l'angine de poitrine, de l'infarctus du myocarde, de l'accident vasculaire cérébral ou de l'artérite des membres inférieurs. Les molécules LDL oxydées sont en cela de redoutables catalyseurs des accidents cardiovasculaires. Le test fut concluant : leur taux avait augmenté de 80 % en seulement trois nuits de restriction de sommeil. En outre, après la première nuit de récupération, une enzyme (la myéloperoxydase) affichait encore des pics de concentration favorables au stress oxydatif, lequel permet la destruction des agents pathogènes, mais peut aussi conduire à des situations pathologiques. Pis encore, les molécules LDL et la myéloperoxydase ne retrouvaient leur valeur d'équilibre qu'après la seconde nuit de récupération – preuve s'il en faut de l'importance du processus de récupération en cas de restriction de sommeil : une longue nuit ne suffit pas à rembourser une dette de sommeil, même s'il s'agit d'une petite dette de dix à quinze heures de sommeil.

Quoiqu'il porte le même nom, le *stress cellulaire* n'a rien à voir avec *le stress en général.* Ces deux notions se distinguent d'ailleurs par leur finalité. Le premier nous tue à petit feu et l'on s'en passerait volontiers. Le second, même s'il peut être délétère, nous est parfois indispensable : c'est le stress de tous les jours, qu'on interpelle à l'envi : "le stress !" – qui siffle et mord comme une vipère et qui, pourtant, peut avoir des vertus, à petite dose, tel le venin : c'est le "bon stress", celui qui donne des ailes, qui pousse à agir, à s'adapter, à se dépasser. C'est lui qui vous aide à surmonter les difficultés, les urgences, les fatigues, les peurs. Sans ce stress raisonnable, c'est bien simple, vous n'auriez pas assez d'une journée pour sortir du lit. Il intervient d'ailleurs dès ce moment-là, et même deux heures avant, pour vous aider à progressivement vous réveiller. C'est avec lui, toujours, que la journée commence. Et son principal véhicule à ce moment-là, nous l'avons déjà rencontré, c'est le cortisol[1].

Dès qu'un événement stressant est identifié par le cortex, l'hypothalamus envoie dans le sang une série de messagers chimiques, qui obtiennent des glandes surrénales (situées, comme leur nom l'indique, au-dessus du rein) la libération de cette hormone, dite "de stress", laquelle va interagir avec toutes les cellules de l'organisme et exiger d'elles, en fonction de la nature du stimulus, la réaction appropriée : une petite dépense ou une débauche d'énergie – et donc, dans les deux cas, principalement de glucose. Mais parallèlement à ce processus, ce même événement stressant, qu'il soit anodin ou intense, libérera dans le sang à partir des glandes surrénales deux hormones de la famille des catécholamines : l'adrénaline et la noradrénaline, chargées principalement d'obtenir, selon les circonstances, non seulement l'augmentation des rythmes cardiaque et respiratoire, mais aussi celle de la pression artérielle, de la glycémie et de la consommation d'oxygène par le cerveau et les muscles. Ces deux "systèmes de stress" – le cortisol d'un côté, les catécholamines de l'autre – agissent toujours de conserve, et ont tous deux

1. Cf. p. 25, 53 et 70.

un lien particulier avec le sommeil : le premier, nous l'avons dit, participe au rythme du sommeil si celui-ci est en phase avec l'horloge biologique, et nous verrons dans le prochain chapitre le rôle qu'il joue tout au long de la journée ; le second a moins de liens avec le sommeil, toutefois il réagit mal à son absence : les études ont en effet mis en évidence qu'un manque de sommeil provoque une augmentation de la concentration des catécholamines dans le sang, ainsi qu'une hausse significative de la pression artérielle, exactement comme n'importe quel épisode de stress[1]. Or, les études épidémiologiques l'ont montré, une forte sollicitation des systèmes de stress favorise la survenue d'événements coronariens, tant à court terme – pour les épisodes de stress les plus aigus – qu'à long terme[2]. Et là encore, les études sont formelles : une nuit de récupération ne suffit pas pour revenir à un état d'équilibre[3].

Quelle solution à tous ces risques ? DORMIR ! Il n'y en a pas d'autre. Si les nuits ne suffisent plus à vous reposer, il vous faut impérativement vous octroyer du temps de sommeil en journée et cultiver l'art de la sieste, qui est une nuit en miniature, transportable en tous lieux, consommable à toute heure et délicieusement protectrice.

---

1. Zhong *et al.* 2005 (une nuit de privation de sommeil) ; Irwin *et al.* 1999 (une nuit de quatre heures, entre 23 heures et 3 heures du matin) ; Lusardi *et al.* 1996 (une nuit de trois heures de sommeil, entre 2 et 5 heures du matin) ; Spiegel *et al.* 1999 (six nuits de quatre heures de sommeil).
2. Ramachandruni *et al.* 2004.
3. Lusardi *et al.* 1996.

III

LA SIESTE OU LE RÉVEIL DE LA FORCE

5

MÉDECINE DE POCHE

Ce que le sommeil n'a pas eu le loisir de corriger ou de réparer pendant la nuit, la sieste peut s'y employer pendant le jour, pourvu qu'on lui consacre un peu de temps. Elle n'est pas un second couteau qui ne ferait que passer derrière le sommeil, ponctuellement, pour corriger ses à-peu-près, ni une vieille connaissance qu'on aurait plaisir à retrouver de loin en loin. Elle est un rouage essentiel de la santé, un mécanisme de sauvegarde au même titre que le sommeil de nuit : ce qu'il met en chantier, la sieste le consolide et l'améliore. Elle produit les mêmes ondes lentes et s'entoure des mêmes équipes soignantes. Elle ne le remplace pas, elle ne le seconde pas. Elle joue sa partition : quelques mesures sur la portée, qui font partie de la symphonie de la vie.

Par-delà la "perte" de temps, si mal perçue dans le monde du travail, c'est souvent la méconnaissance de l'art de la sieste qui en réduit la pratique. Beaucoup se dispensent de l'adopter au motif, pensent-ils, qu'elle n'est pas faite pour eux, qu'ils ne parviennent jamais à s'endormir assez vite, qu'ils en sortent toujours plus fatigués qu'avant, qu'elle demande trop de temps et qu'après tout il ne sert à rien de dormir cinq, dix, quinze ou vingt minutes quand c'est un mois de sommeil qui vous manque. Ils se trompent : le pouvoir de la sieste repose justement sur sa capacité à produire en un temps record certains effets de la nuit de sommeil. Il faut simplement l'apprivoiser, apprendre à en connaître les heures, les durées, les manières d'en accueillir les bienfaits. Plus vous la fréquenterez, plus elle se montrera facile, efficace et rentable.

Entraînez-vous, rassurez-vous, détendez-vous

Si la sieste vous est trop étrangère et que vous doutiez de pouvoir un jour la pratiquer quotidiennement, la première chose à faire consiste à vous la réapproprier. Et à vous rassurer. Car vous ne profiterez jamais de la sieste tant que vous douterez de ce qui la lie à vous.

Le pouvoir des habitudes

La question de l'endormissement est souvent le premier point d'achoppement. En témoigne cette étude de référence menée aux États-Unis par l'université de Pennsylvanie en 1977 : sur 430 étudiants interrogés, 261 (près de 60 %) pratiquaient la sieste occasionnellement ou régulièrement, et 169 ne la pratiquaient jamais ou pratiquement jamais, faute de lui trouver une quelconque utilité. Parmi ces participants, onze siesteurs "par goût" (qui la pratiquaient indépendamment de leur dette de sommeil), dix siesteurs "par besoin" (qui la pratiquaient uniquement pour répondre à un manque de

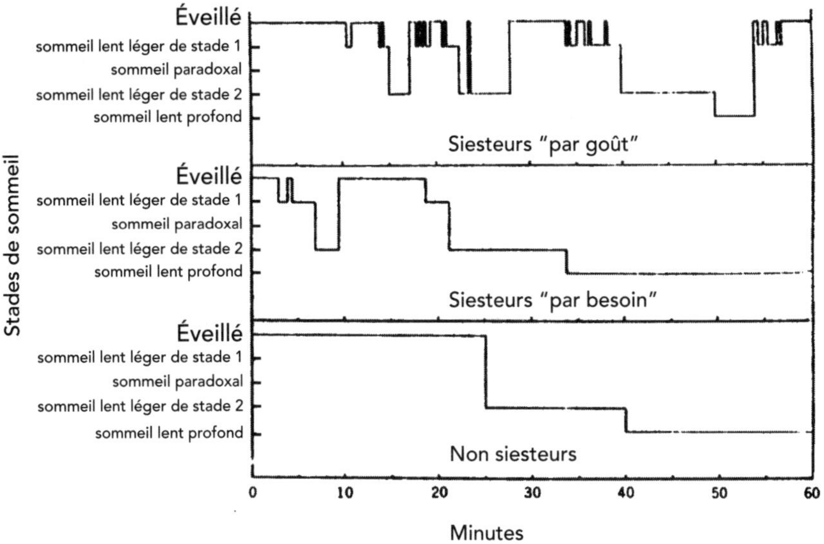

Figure 5.1 – Comparaison des enregistrements polysomnographiques des siesteurs "par goût", des siesteurs "par besoin" et des non-siesteurs : les différences d'architecture de leurs sommeils sont flagrantes et illustrent bien le pouvoir des habitudes. (Evans *et al.* 1977.)

sommeil) et douze non-siesteurs ont été invités à dormir durant une heure, surveillés en laboratoire par polysomnographie – un procédé, rappelons-le, qui enregistre l'activité du cerveau, des muscles du menton et des yeux. À la fin de l'expérience, le pouvoir des habitudes a sauté aux yeux : les siesteurs des deux premiers groupes se sont endormis respectivement en quatorze et douze minutes, tandis que les non-siesteurs en ont eu besoin de vingt-six (trois d'entre eux n'ont même pas réussi à s'endormir). En outre, les siesteurs "par goût" ont connu une plus grande alternance des stades de sommeil lent léger (stades 1 et 2) et de sommeil lent profond (stade 3), avec en conséquence un plus grand nombre de courts réveils pendant le sommeil[1] que n'en ont eus les siesteurs "par besoin", et davantage encore que les non-siesteurs, dont la sieste s'est montrée particulièrement pauvre en variations[2].

L'impossible endormissement

Aussi la facilité à faire la sieste dépend-elle pour beaucoup de l'habitude et du goût qu'on en a, et non d'une capacité innée. On comprend que certaines personnes soient réfractaires aux siestes d'une demi-heure, si c'est à peu près le temps qu'il leur faut pour trouver le sommeil. Bien sûr, une personne dont le niveau de stress est trop élevé aura plus de mal à s'endormir qu'une personne détendue, mais, encore une fois, le fait de reconnaître les accès de somnolence et d'avoir l'habitude de pratiquer la sieste en diverses circonstances vous permettra de surmonter l'état psychologique dans lequel vous vous trouvez. Aussi, avant de maîtriser l'acte d'endormissement, des techniques de relaxation peuvent se montrer très utiles pour aborder et optimiser le sommeil[3]. Lors d'une étude menée par notre équipe de recherche à l'université Paris-Descartes,

1. Plus les réveils sont nombreux, plus ils favorisent les hallucinations et les visions mentales que l'on a au cours des phases d'endormissement et de réveil intra-sommeil, c'est-à-dire au cours de cet état-frontière entre la conscience et l'inconscience, auquel les siesteurs "par goût" pourraient être particulièrement sensibles.
2. Evans *et al.* 1977.
3. Certains sophrologues, partenaires du Centre du sommeil de l'Hôtel-Dieu, en ont fait une spécialité.

neuf hommes et deux femmes, âgés de 37 à 52 ans, ont eu à faire trois siestes d'une demi-heure trois jours consécutifs, en début d'après-midi (à 13 h 30), mais dans un environnement particulièrement stressant : ouvert, bruyant, éclairé par la lumière du jour et sans confort. Certain(e)s avaient bénéficié auparavant d'une séance de relaxation dirigée par un professionnel ; les autres n'avaient reçu aucune aide. Parmi les paramètres mesurés par polysomnographie : les différents stades de sommeil et l'"efficacité de la sieste", à savoir le rapport entre le temps de sommeil total et le temps passé au lit. L'étude a pu montrer que les siestes précédées de relaxation avaient augmenté ce rapport de 44 %, notamment en produisant davantage de sommeil lent léger de stade 2 – un supplément qui ne peut être que propice à une meilleure récupération[1]. Une relaxation composée d'une dizaine de minutes d'hypnose a même la faculté d'augmenter la durée du sommeil lent profond lorsque la sieste est assez longue pour en produire[2].

Le réveil fastidieux

L'autre difficulté que pointent les réfractaires, c'est cet état vaseux – nommé "inertie du sommeil" – dans lequel ils se trouvent au réveil. Là encore, cette propension à sortir d'une sieste en ayant l'impression d'avoir été assommé vient d'un manque de pratique : les non-siesteurs ont un sommeil de sieste de moins bonne qualité, moins apaisé, ou, à l'inverse, un sommeil trop profond suivi d'une inertie importante au

---

1. Debellemaniere *et al.* 2018.
2. Cordi *et al.* 2014.

réveil – un peu comme un novice, en montagne, qui marcherait trop vite ou qui irait trop loin. En 2006, une étude canadienne menée par l'université Brock auprès d'une quarantaine d'étudiant(e)s a mis en évidence que lors d'une sieste de courte durée (vingt minutes), les siesteurs réguliers avaient un sommeil lent léger (stade 1 et 2) plus dynamique que les non-siesteurs, c'est-à-dire avec des ondes *alpha* plus proches de celles de la veille calme et de l'endormissement[1]. Leur sommeil, par conséquent moins lourd, sans pour autant se montrer fragmenté, leur permettait de dissiper plus rapidement l'inertie du sommeil et leur offrait un réveil de meilleure qualité[2].

Faites parler le siesteur qui est en vous

Le legs de vos aïeux

Il se peut aussi que, par atavisme, vous ne soyez pas réceptifs aux rythmes ultradiens et que vous ne perceviez pas bien les fenêtres de sommeil qui s'offrent à vous pendant la journée. En 2017, une étude espagnole menée par l'université de Murcie a justement tenté d'interroger pour la première fois le caractère génétique de notre rapport à la sieste. Pour ce faire, elle a mis à contribution, durant sept jours, 53 paires de jumelles (âgées, en moyenne, de 52 ans). L'enregistrement en continu de leurs rythmes de veille et de sommeil a

1. Cf. p. 30.
2. Milner *et al.* 2006 (données recueillies par enregistrement électroencéphalographique).

permis de mettre en lumière que, dans leur cas, l'habitude de faire une sieste en journée était héréditaire à 61 %, et la façon de la faire durer l'était à 65 %[1]. Certains siesteurs seraient donc susceptibles d'avoir, par nature, des creux de température corporelle plus importants que les autres et une capacité accrue à percevoir les moments de la journée les plus favorables à leur endormissement[2]. Quoi qu'il en soit, cela ne doit pas vous dissuader de profiter des vertus de la sieste. Si elle vous paraît insaisissable, pliez-vous simplement et régulièrement à l'exercice, familiarisez-vous avec ses rythmes, faites et refaites l'expérience d'un petit somme réussi, d'un second souffle inattendu, d'un coup de fouet inespéré. Surtout, prêtez l'oreille à ses appels et habituez-vous à lui répondre avec confiance. Alors vous commencerez à nouer avec elle une relation durable, complice et fructueuse.

Vos premières armes

Car la sieste ne vous est pas totalement étrangère. Souvenez-vous, nourrisson, entre 6 et 9 mois, vous vous y abandonniez trois fois par jour : le matin, en début d'après-midi, puis en fin d'après-midi. Les quatre mois suivants, vous lui demeuriez fidèle, puisque seule celle de fin d'après-midi vous avait été confisquée. À 1 an, vous ne la fréquentiez généralement plus qu'une fois par jour : l'après-midi. Sans le savoir, vous vous écartiez déjà d'une sieste qui pourtant, par son abondance entre le quatrième et le dix-septième mois, faisait de cette période de votre vie le moment privilégié de

1. Lopez-Minguez *et al.* 2017.
2. Dinges 1992.

votre croissance[1]. Ensuite, entre 3 et 7 ans – selon votre environnement (contexte familial, respect des rythmes naturels, chambre partagée ou non) et, dans une moindre mesure, selon votre patrimoine génétique –, vous lui êtes resté attaché ou lui avez tourné le dos à mesure que votre sommeil nocturne se consolidait[2]. On estime qu'à 3 ans, 50 à 80 % des enfants font encore la sieste, alors qu'ils ne sont plus que 10 % à 5 ans – la durée de la sieste diminuant qui plus est avec l'âge[3].

Adolescent, eu égard aux difficultés que vous rencontriez pour vous endormir le soir et pour consacrer, en semaine, le nombre d'heures de sommeil nécessaire à votre développement[4], vous avez sans doute brièvement renoué avec ce petit somme salvateur. On estime que 30 à 40 % des adolescents le pratiquent entre 14 et 19 ans[5]. Malheureusement, alourdies par votre dette de sommeil juvénile, vos siestes pouvaient être si longues – une heure et treize minutes en moyenne, en France, selon une étude de l'INSV[6] – qu'elles risquaient de pénaliser votre sommeil nocturne et de ne pas constituer une solution satisfaisante pour lutter contre votre somnolence diurne[7]. Peut-être est-ce à ce moment-là que vous avez commencé à douter d'elle et à vous en éloigner.

1. Lampl & Johnson 2011.
2. Brescianini *et al.* 2011 ; Touchette *et al.* 2013.
3. Weissbluth 1995 ; Komada *et al.* 2012.
4. Cf. p. 35.
5. Thorleifsdottir *et al.* 2002.
6. INSV 2018.
7. Jakubowski *et al.* 2017.

Le lent retour en grâce

Devenu adulte, vous avez néanmoins conservé, enfoui en vous, le souvenir de cette mi-temps quotidienne. Aujourd'hui, que vous soyez en dette de sommeil ou non, vous la sentez chaque jour se rappeler à votre bon souvenir : c'est ce creux circadien naturel de début d'après-midi, qui embrume si facilement vos pensées entre 12 et 16 heures (selon que vous soyez du matin ou du soir). Quand votre cerveau ne parvient plus à associer deux idées, dites-vous que vous avez atteint un pic de somnolence : c'est une occasion à saisir, le moment idéal pour entrer rapidement en sommeil de sieste[1].

Le siesteur régulier s'est d'ailleurs habitué à l'accueillir à temps, à profiter sans tarder de cette fenêtre de sommeil qui – aidée par les baisses du taux de cortisol et de la température corporelle – prédispose si bien à l'endormissement. Il sait que l'horloge circadienne n'arrête jamais de tourner et que les fenêtres se ferment en un coup de vent. Ce creux circadien d'après déjeuner se fait d'autant plus ressentir que la nuit précédente a été courte. Ce n'est pas la teneur ou la lourdeur de votre repas qui le conditionne, même s'il peut l'influencer partiellement, mais bel et bien votre horloge biologique[2].

Passé la soixantaine, les épisodes de sieste redeviennent plus fréquents à mesure que la qualité du sommeil de nuit se dégrade[3]. On estime que près de la moitié des personnes âgées de plus de 60 ans font une sieste d'une demi-heure vers 13 h 30, et ce plusieurs fois par semaine[4]. Mais contrairement

1. Lavie 1986.
2. Lowden *et al.* 2004.
3. Cf. p. 36.
4. INSV 2010 (pour la France) ; Picarsic *et al.* 2008 (pour les États-Unis).

à l'adolescence, dont nous avons évoqué le "retard de phase", les personnes âgées subissent de leur côté une "avance de phase" qui peut les inciter à faire une sieste en début de soirée, au risque de perturber la qualité de la nuit à venir[1]. En 2010, l'étude épidémiologique de l'INSV intitulée "Quand le sommeil prend de l'âge" précise que cette réappropriation de la sieste s'accompagne d'une modification progressive de sa durée : souvent courte chez les personnes de 50-60 ans (moins de vingt minutes), elle peut être d'une heure et plus au-delà de 80 ans, au risque d'entraîner, le soir, des difficultés d'endormissement.

La sieste n'appartient pas aux gens du Sud

Enfin, notre relation à la sieste est en grande partie culturelle. Au moins dans la manière dont on la considère. Il y a des pays qui en ont fait un art de vivre et en reconnaissent la noblesse, d'autres qui la dissimulent obstinément, au motif sans doute qu'elle jure un peu avec le culte du travail. Ce qui n'est pas vrai partout, puisque la Chine elle-même, qui n'est réputée ni pour son laxisme ni pour sa paresse, l'a inscrite en 1948 dans sa Constitution et que peu de Chinois la négligent après le déjeuner. Mais a-t-on raison de penser que ce sont surtout les pays du Sud qui, écrasés par la chaleur du soleil, lui consacrent le plus de temps ?

Certes quelques différences s'observent. Et dès le plus jeune âge. En 2013, l'hôpital pour enfants de Philadelphie, aux États-Unis, a tenté d'évaluer, auprès de 2 600 enfants âgés de 3 à 6 ans et résidant dans treize régions du monde,

1. Ficca *et al.* 2010.

l'effet des différences culturelles sur les habitudes de sieste. Il en est ressorti que les enfants asiatiques font davantage la sieste que les enfants occidentaux, mais qu'ils se couchent plus tard (22 h 26 en moyenne en Inde, contre 19 h 43 en Australie et Nouvelle-Zélande) et dorment en moyenne deux heures de moins la nuit (8,96 heures en Inde, contre 10,88 au Royaume-Uni), si bien qu'en dépit de ces différences le temps de sommeil total par vingt-quatre heures est sensiblement équivalent à travers le monde[1].

Malheureusement, au-delà de cette classe d'âge, les données internationales sur les habitudes de siestes se font rares. En 2013, l'étude déjà évoquée de la National Sleep Foundation avait cependant proposé de comparer les habitudes de siestes des six pays sélectionnés : il en était ressorti que les champions de la sieste étaient les Japonais et les Américains, puisqu'ils avaient été 51 % à faire la sieste au cours des deux dernières semaines précédant l'enquête (près de quatre siestes pour les premiers, trois pour les seconds, en moyenne). Venaient ensuite les Britanniques (45 %, près de quatre siestes), les Allemands (44 %, quatre ou cinq siestes), les Mexicains (39 %, trois ou quatre siestes) et les Canadiens (35 %, près de trois siestes)[2]. Il se trouve que ces chiffres sont assez conformes à ceux de la dette de sommeil[3]. Ils montrent bien dans quelle mesure la sieste est encore le meilleur moyen de compenser un manque chronique de sommeil, de la sieste la plus courte chez les Allemands (environ 30 minutes en moyenne) à la plus longue chez les Américains (un peu plus de 45 minutes).

1. Mindell *et al.* 2013.
2. NSF 2013.
3. Cf. p. 89.

Au cours des deux dernières semaines	États-Unis	Canada	Mexique	Royaume-Uni	Allemagne	Japon
Pourcentage de siesteurs réguliers	51 %	35 %	39 %	45 %	44 %	51 %
1-2 siestes	31 %	23 %	22 %	22 %	19 %	30 %
3-5 siestes	15 %	8 %	10 %	14 %	13 %	8 %
6-10 siestes	5 %	2 %	4 %	5 %	7 %	7 %
Plus de 10 siestes	1 %	1 %	3 %	4 %	5 %	5 %
Aucune sieste	49 %	65 %	61 %	55 %	55 %	49 %
Nombre de siestes (en moyenne)	3,0	2,8	3,6	3,9	4,4	3,8
Durée moyenne (en minutes)	45,2	42	36,7	39,7	33,8	41,8

Tableau 5.2 – Les habitudes de siestes dans six pays du monde – échantillon de 250 personnes par pays. (NSF 2013.)

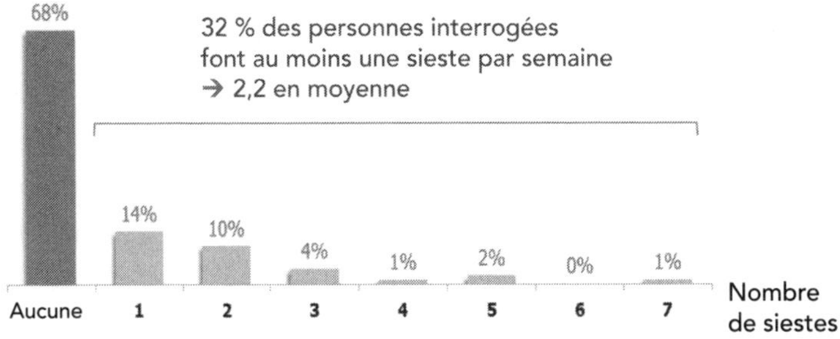

Figure 5.3 – La pratique de la sieste en France en 2013. (INSV 2014.)

Toutefois, ces rares données ne permettent pas de conclure à une réelle différence culturelle dans la pratique de la sieste. Dans les contrées plus chaudes d'Amérique latine – en particulier dans les villes de Mexico (Mexique), Montevideo (Uruguay), Santiago (Chili) et Caracas (Venezuela) –, on observe même une plus petite proportion de siesteurs (près de 30 %), mais une plus grande fréquence : trois siestes par semaine, en moyenne[1]. Rien qui n'indique, en somme, une influence critique du climat : chaque fois, la dette de sommeil paraît la plus déterminante, au moins dans les environnements urbains et périurbains, où les conditions de travail peuvent parfois en alourdir le poids.

La France, quant à elle, ne fait pas exception (cf. figure ci-dessus), à ceci près qu'elle compte parmi les pays qui la pratiquent le moins. Selon l'enquête menée par l'INSV fin 2013, parmi les Français en activité, âgés de 18 à 65 ans, 68 % ne font jamais la sieste, 14 % n'en font qu'une par

1. Bouscoulet *et al.* 2008.

semaine, 10 % en font deux, 4 % en font trois[1]. C'est trop peu au regard de la dette de sommeil qui, pour au moins un tiers de la population adulte, avoisine les deux heures par nuit[2]. Pis encore, lorsqu'on affine ce résultat, il apparaît qu'ils ne sont que 16 % à faire la sieste en semaine (quarante-sept minutes, en moyenne) et 29 % à la faire le week-end (une heure, en moyenne). Or, il est évident qu'en situation de dette aiguë de sommeil la sieste devrait être quasi quotidienne. Mais comment se plier à une telle discipline de nos jours ?

1. INSV 2014 pour cette catégorie de population.
2. INSV 2012 pour cette catégorie de population.

6

L'ART ET LA MANIÈRE DE FAIRE LA SIESTE

Nous allons voir qu'une sieste n'a pas besoin d'être longue pour être utile et efficace. Selon ce que vous en attendez et le temps dont vous disposez, vous pouvez en adapter la durée et profiter des vertus du sommeil lent léger comme de celles du sommeil lent profond. Vous pouvez également en faire varier le moment dans la journée, afin de tenir compte de votre chronotype ou des nuits qui ont précédé, mais aussi tenter de privilégier telle ou telle phase de sommeil afin d'en tirer des profits particuliers. Reste qu'il n'est pas toujours évident de trouver un endroit adapté pour se reposer.

Quelle position pour le corps ?

Il faut reconnaître que les entreprises, si tant est qu'elles encouragent sa pratique, ne mettent rien de très confortable à la disposition des employés qui souhaiteraient retrouver un peu d'énergie. Ceux qui ont la chance de travailler à domicile, ou de pouvoir rentrer chez eux au moment du déjeuner, pourront s'offrir le luxe de s'allonger sur leur lit ou sur leur canapé. Les autres devront trouver un compromis : sur leur siège, le dos droit ou incliné, les pieds au sol ou sur le bureau, la tête entre les mains ou posée sur la table, etc. Tout fonctionne. À vous de trouver ce qui vous convient le mieux. Vous pouvez aussi, si les conditions météo le permettent, trouver un parc à proximité de votre travail, vous allonger sur un banc ou une pelouse.

Mais, par-delà le confort qu'elle vous procure, quelle incidence votre position aura-t-elle sur la qualité de votre sommeil et sur le bénéfice que vous en tirerez, notamment en termes de vigilance ? Deux études en particulier se sont intéressées à cette question. La première nous vient de Chine, et plus précisément de l'école de psychologie de l'université du Sud-Ouest, à Chongqing, une mégapole qui, en 2006, comptait plus de 30 millions d'habitants[1]. Elle a consisté à analyser le sommeil de sieste – en position assise ou allongée, durant vingt minutes – d'une quarantaine d'hommes et de femmes, âgés de 18 à 23 ans, en bonne santé et habitués aux siestes quotidiennes. Bien évidemment, les deux types de sieste avaient atténué les sensations de somnolence et de fatigue, mais les effets bénéfiques sur l'état de vigilance avaient été supérieurs en position allongée[2].

Pour tous ceux qui n'ont pas d'autre choix que de pratiquer la sieste en position assise, soit à leur bureau, soit dans les transports (voiture, train, bateau, avion), trois options se présentent : se tenir droit (au moins jusqu'à l'endormissement),

1. http://www.universalis.fr/encyclopedie/chongqing-tch-ong-k-ing.
2. Zhao *et al.* 2010 (analyse par polysomnographie notamment).

incliner son fauteuil en arrière (à condition de pouvoir le faire et de disposer d'un appui-tête) ou s'affaler en avant sur sa table ou contre le dossier qui fait face. Si nous manquons encore de données sur les vertus ou les inconvénients de la posture avant, une récente étude australienne de l'institut Appleton, qui dispose d'un important centre de recherche sur le sommeil, donne quelques indications utiles sur l'angle d'inclinaison à privilégier lorsqu'on opte pour la posture arrière. Les participants à l'étude, mis en situation de grands voyageurs, ont eu à faire un somme de quatre heures entre 13 et 17 heures (après une nuit de sommeil écourtée), soit la durée d'un vol moyen-courrier. Certains ont bénéficié d'une inclinaison minimale (+ 20 degrés par rapport à la position assise), équivalant à celle des sièges proposés en classe économique, d'autres ont eu droit à une inclinaison supérieure (+ 40 degrés), supposée répondre à un confort premium, et d'autres se sont vu accorder l'inclinaison maximale (+ 90 degrés, c'est-à-dire la position allongée), qu'on trouve habituellement en business et en première classe. Sans surprise, le confort supérieur (+ 40 et + 90 degrés d'inclinaison) permet de dormir plus longtemps (une heure de plus, en moyenne), avec davantage de sommeil lent profond (cinquante minutes contre trente minutes pour une inclinaison de + 20 degrés), moins de réveils intermédiaires, et plus de sommeil paradoxal (de manière très significative pour la position allongée)[1].

Conclusion, plus l'inclinaison est grande, meilleure est la sieste. En cause, principalement, la qualité du relâchement musculaire au niveau de la nuque. En position droite,

---

1. Roach *et al.* 2018.

il est impossible de s'endormir sans basculer en avant ou sur les côtés, et le réveil est immédiat. Raison pour laquelle il est primordial d'être bien maintenu, surtout quand le sommeil devient paradoxal et qu'il s'accompagne de la perte totale du tonus musculaire. Il existe un grand nombre d'accessoires, quoiqu'un peu étouffants – pour maintenir la nuque et pallier, en partie, l'inconfort d'une sieste assise. Mais la qualité du sommeil dépend aussi des systèmes de stress, qui sont sensibles à la position du corps, et susceptibles, en cas d'inconfort, d'activer plus rapidement les systèmes d'éveil.

Le dilemme de la durée

La sieste est au sommeil ce que le couteau suisse est à la boîte à outils : un concentré multifonctions. Et selon ce qu'on attend d'elle, on choisira la microsieste (quelques dizaines de secondes), la sieste très courte (quelques minutes) à courte ou moyenne (d'une dizaine de minutes à une demi-heure), la sieste longue (une heure ou une heure et demie) à très longue (deux heures). Ou tout autre format intermédiaire. Néanmoins, dans le cadre de cet ouvrage, nous nous intéresserons exclusivement aux siestes qui, en laboratoire, ont prouvé leur efficacité face aux dangers de la dette de sommeil : les siestes d'une dizaine de minutes, les siestes d'une demi-heure et les siestes d'une heure ou plus. Et nous nous permettrons de contredire Salvador Dalí qui prétendait – vantant les mérites de la microsieste, qu'il pratiquait à l'aide d'une clé serrée entre deux de ses doigts et censée le réveiller en tombant[1] : “Si [...] faisant la sourde oreille à l’appel de votre clé, vous persistiez encore un quart d’heure, ou même quelques minutes, ceci nuirait à votre travail car ces quelques minutes de paresse suffiraient, à elles seules, à vous « réduire à l’esclavage » par leur lourdeur pour le reste de l’après-midi[2].” Cette crainte, souvent exprimée par les novices, ne se justifie que si vous vous réveillez en sommeil lent profond, ou, nous l’avons souligné, si vous manquez d’entraînement.

Cela dit, nous ne voudrions pas ôter aux siestes leur singularité : il y a mille façons de la pratiquer et d’en tirer profit. L’essentiel est qu’elle vous soit utile. Les études scientifiques ne sont là que pour mieux comprendre et affiner les techniques. Elles n’ont d’ailleurs pas encore tout résolu et ont encore à explorer bien des territoires. Ce qui est sûr, en revanche, eu égard aux nombreuses recherches qui l’ont établie, c’est notre connaissance des effets de la durée de la sieste sur la vigilance et les performances cognitives.

Les limites de la sieste éclair

L’étude menée en 2002 par l’école de psychologie de l’université Flinders, à Adélaïde, en Australie, auprès d’un échantillon de jeunes adultes, n’est qu’un exemple parmi d’autres de ce qui nous permet aujourd’hui de balayer la croyance qu’il suffit d’amorcer un épisode de sommeil pour en tirer

1. D’autres la pratiquent un stylo à la main, mais la position droite est amplement suffisante, puisque le basculement de votre tête au moment de l’endormissement suffira à vous faire bondir.
2. Dalí 1974, p. 32.

d'immenses bénéfices. Si les siestes de dix minutes (qui produisent habituellement du sommeil lent léger de stades 1 et 2) ont non seulement amélioré la vigilance subjective et objective, les performances et la vigueur, mais aussi réduit la fatigue, aucun de ces effets n'a été enregistré à l'issue des siestes "éclair" d'une durée de trente et quatre-vingt-dix secondes (qui n'ont pas le temps de dépasser le stade 1 du sommeil lent léger)[1]. Les graphiques suivants, tirés de cette étude, montrent bien les différences entre les effets enregistrés avant, puis cinq, trente-cinq et soixante-cinq minutes après la sieste. La folle énergie de Dalí devait venir d'ailleurs.

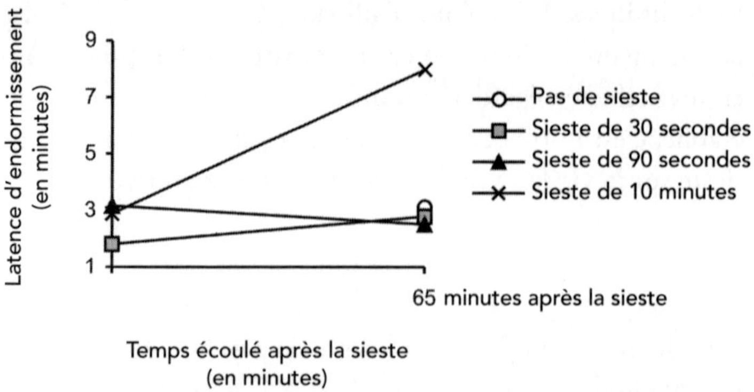

Figure 6.1a – Mesure de la somnolence objective (avant, puis soixante-cinq minutes après les trois types de siestes) par le biais d'un test dit de "latence d'endormissement" (ou *SOL*, pour *Sleep Onset Latency*) : les participants sont calmement assis dans un fauteuil, dans la pénombre, et surveillés par polysomnographie afin d'établir précisément leur temps d'endormissement. (Tietzel & Lack 2002, également pour les figures 6.1b et 6.1c.)

1. Tietzel & Lack 2002. Ce type de microsieste permet néanmoins une relaxation mentale.

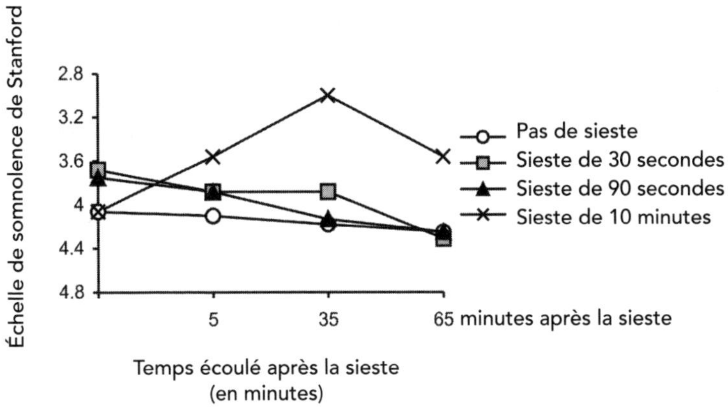

Figure 6.1b – Mesure de la somnolence subjective (avant, puis cinq, trente-cinq et soixante-cinq minutes après les trois types de siestes) à l'aide de l'échelle de la somnolence de Stanford[1].

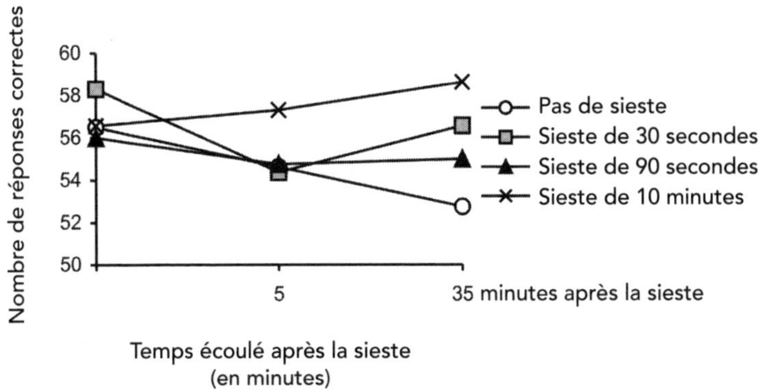

Figure 6.1c – Mesure des performances cognitives (avant, puis cinq et trente-cinq minutes après les trois types de siestes) par le biais d'un test de performance psychomotrice et d'attention (dit *SDST*, pour *Symbol-Digit Substitution Task*), consistant à demander aux participants de réussir à associer – en un temps limité (quatre-vingt-dix secondes) et aussi vite que possible – des symboles à des nombres.

1. Cf. figure 1.4, p. 43.

Il est vrai, dans tous les cas, que la pression du sommeil se dissipe plus vite qu'elle ne s'accumule, et qu'une courte sieste de dix minutes peut être le remède d'une veille de plusieurs heures. Alors voyons en détail quels bénéfices vous pourriez tirer d'un somme de dix à trente minutes[1]. Notez, au passage, que les durées des siestes que nous indiquons ne tiennent pas compte du temps nécessaire à l'endormissement. Il faut généralement leur ajouter une dizaine de minutes. Mais si vous êtes en dette de sommeil, vous devriez vous endormir plus rapidement (aux alentours de cinq minutes), surtout si votre sieste intervient dans un moment circadien favorable, ce dont nous reparlerons plus loin.

Dix minutes – la *power-nap* – ou une demi-heure ?

Pour désigner les très courtes siestes (une dizaine de minutes), les Anglo-Saxons parlent de *power-nap*. L'expression est entrée dans le langage courant, au moins chez les spécialistes du sommeil. La principale particularité de ces siestes, c'est qu'elles n'ont pas le temps de produire de sommeil lent profond, ni par conséquent d'inertie au réveil. Mais sont-elles assez longues pour agir sur la somnolence et les performances cognitives ?

Pour le vérifier, les chercheurs de l'université Flinders ont cette fois mis en concurrence des siestes de cinq, dix, vingt et trente minutes, effectuées à 15 heures après une nuit de sommeil d'une durée de cinq heures. Il en est ressorti – face aux huit tests auxquels les participants étaient soumis – qu'un sommeil de cinq minutes (ayant produit une minute de sommeil lent léger de stade 1, quatre minutes de sommeil lent

1. Milner & Cote 2009.

léger de stade 2[1]) n'avait amélioré les performances cognitives que marginalement (c'est-à-dire lors d'un seul et unique test), alors que la sieste de dix minutes (ayant produit une minute de sommeil lent léger de stade 1, huit minutes de sommeil lent léger de stade 2, et une minute de sommeil lent profond) avait amélioré, à chacun des huit tests, non seulement les performances cognitives mais aussi la vigilance. Qui plus est, la sieste de dix minutes avait eu des effets bénéfiques dès la cinquième minute après le réveil, lesquels avaient persisté durant cent à cent cinquante minutes. De leur côté, les siestes de vingt et trente minutes (ayant produit respectivement une minute de sommeil lent léger de stade 1, treize et dix-sept minutes de sommeil lent léger de stade 2, six et douze minutes de sommeil lent profond [stade 3]) n'avaient eu leur premier effet qu'une demi-heure après le réveil en raison de l'inertie provoquée par la présence de sommeil lent profond, mais persistaient en partie après cent à cent cinquante minutes. Les graphiques suivants – qui sont, pour les chercheurs en médecine du sommeil, des trésors de synthèse – schématisent brillamment ces résultats[2].

1. Les durées indiquées des différents stades de sommeil composant une sieste donnent un ordre de grandeur et sont évidemment susceptibles de varier selon les dormeurs et selon les épisodes de sieste.
2. Brooks & Lack 2006. Là encore, ces résultats sont des moyennes et ne donnent qu'un ordre de grandeur. Ils diffèrent légèrement en fonction des paramètres de chacune des études. En 2000, l'Institut national de la médecine du travail, à Kawasaki, au Japon, avait utilisé un autre procédé pour évaluer le degré d'amélioration de la vigilance : la mesure – avant et après la sieste – de l'onde cérébrale P300 qui, comme son nom l'indique, survient environ 300 millisecondes après un stimulus. L'étude aboutissait déjà à la conclusion qu'une sieste de dix minutes, faite entre 12 h 30 et 12 h 45, après une nuit de quatre heures de sommeil, avait le pouvoir de réduire significativement le temps d'apparition de l'onde dans le cerveau, en plus de diminuer la somnolence ressentie et d'améliorer la capacité à raisonner (Takahashi & Arito 2000).

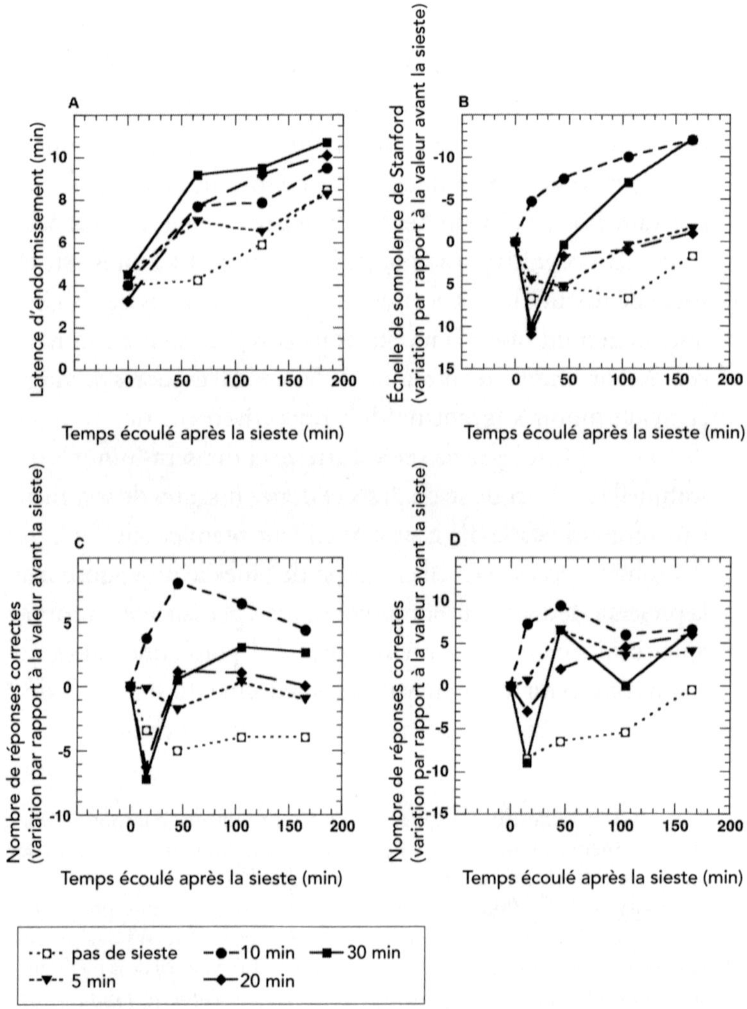

Figures 6.2 – Mesure de la somnolence objective et subjective, des performances psychomotrices et d'attention, et des performances de détection visuelle dans l'espace, après quatre types de siestes (de cinq, dix, vingt et trente minutes). Où l'on voit très nettement que les siestes de cinq minutes ont peu ou pas d'effet, et que celles de dix minutes ont des effets plus rapides que celles de vingt ou trente minutes, sur les cent à cent cinquante minutes qui suivent les siestes. (Brooks & Lack 2006.)

Un an plus tôt, une équipe du département des sciences comportementales de l'université d'Hiroshima, au Japon, était parvenue à des résultats similaires en voulant comparer les bénéfices d'une sieste de cinq minutes (n'ayant produit que du sommeil lent léger de stade 1) et ceux d'une sieste de neuf minutes (ayant produit six minutes de sommeil lent léger de stade 1, trois minutes de sommeil lent léger de stade 2), faites toutes deux à 14 heures et après une nuit d'un peu plus de cinq heures de sommeil. Cette fois, la sieste de cinq minutes avait eu des effets sur la vigilance et la fatigue ressentie, mais uniquement pendant les quinze minutes qui ont suivi le réveil. Quant aux bénéfices de la sieste de neuf minutes en termes de vigilance, de fatigue et de performances, ils étaient apparus, là encore, quinze à trente minutes après le réveil[1].

Nous le disions, la *power-nap* a l'avantage de ne pas produire de sommeil lent profond. Cette sieste "énergisante" permet aux performances cognitives d'être immédiates et de continuer à progresser durant soixante-cinq minutes. De leur côté, les siestes de vingt et trente minutes (qui produisent quelques minutes de sommeil lent profond [stade 3], donc une certaine inertie au réveil) ne montrent aucune efficacité dans les cinq minutes qui suivent le réveil. Mais après cent cinquante-cinq minutes, elles prennent nettement le dessus en termes de vigilance objective. La *power-nap* ne rivalise plus alors avec elles que sur le terrain de la somnolence et de la fatigue ressenties[2]. Elle peut ainsi suffire à restaurer des capacités physiques et intellectuelles ponctuellement émoussées, et se révéler particulièrement utile dans un contexte professionnel.

---

1. Hayashi *et al.* 2005.
2. Brooks & Lack 2006.

Pour conclure, la sieste d'une demi-heure agit moins vite mais ses effets sont plus durables et, au-delà d'un certain temps, amplifiés par rapport à ceux de la sieste de dix minutes. Elle a cependant l'inconvénient de réclamer quarante minutes de disponibilité – compte tenu de la phase d'endormissement –, auxquelles s'ajoute la difficulté à émerger du sommeil, plus importante en cas de dette de sommeil, car alors la part de sommeil lent profond est généralement plus importante. Toutefois les effets bénéfiques se font rarement attendre plus de trente minutes. Vous l'aurez compris, si vous souhaitez faire une sieste avant un rendez-vous important, optez toujours pour une sieste "énergisante". En fait, comme nous le verrons bientôt, la sieste d'une demi-heure – par ses effets sur la douleur, le stress, l'immunité et le risque cardiovasculaire – est avant tout "thérapeutique". Ce qui, dans le cadre d'une dette de sommeil, justifie amplement qu'on la pratique régulièrement, sinon quotidiennement, et qu'on la préfère, le cas échéant, à la *power-nap*, même en situation de somnolence.

La sieste longue : le luxe d'un cycle entier de sommeil

Pour rembourser plus rapidement votre dette de sommeil, n'hésitez pas à pratiquer occasionnellement des siestes d'une heure ou plus. Une sieste d'une heure et demie, correspondant à un cycle entier de sommeil, vous apportera même l'assurance d'un sommeil lent profond prolongé[1]. Le réveil

---

1. Compter 20 à 30 minutes de sommeil lent profond pour une sieste d'une heure en début d'après-midi ; 45 minutes pour une sieste d'une

sera plus difficile, mais cela donnera à vos équipes soignantes le temps d'agir *a minima* : réparer, nettoyer, reconstruire. Ce n'est pas rien. En outre, en plus d'avoir tous les avantages thérapeutiques de la sieste d'une demi-heure, la sieste longue a le mérite d'améliorer significativement la vigilance objective cinq heures au moins après le réveil[1]. Cette capacité de réduction de la pression du sommeil en fait une sieste idéale avant d'affronter la dureté d'un poste de nuit. Lorsqu'elle est faite en fin d'après-midi ou en début de soirée, elle permet – passé le temps de l'inertie au réveil – de conserver un niveau salutaire de performances et de vigilance.

Pour en éprouver les effets, le Centre américain de recherche et de médecine du sommeil, à Saint Louis, dans le Missouri, a conduit, en 2006, une étude auprès de 68 hommes et femmes âgés de 18 à 65 ans. L'objectif était de comparer les effets du café avec ceux d'une longue sieste (d'une heure à une heure et demie) au cours d'une période de travail simulé de nuit : un premier groupe faisait la sieste entre 19 h 30 et 22 heures les deux premiers jours des quatre nuits successives de travail ; un second avait droit à une prise de caféine (4 mg/kg) trente minutes avant le début de chaque prise de poste ; un troisième bénéficiait d'une combinaison des deux avantages ; et un quatrième n'avait droit à rien (le groupe de contrôle)[2]. Au cours de ce programme, les participants étaient soumis à une batterie de tests évaluant la qualité de leur éveil, leur vigilance, leurs performances cognitives,

---

heure et demie (Mednick *et al.* 2003 ; Nishida & Walker 2007, auprès d'un échantillon de population de 18-30 ans).

1. Vgontzas *et al.* 2007.

2. Schweitzer *et al.* 2006.

leur vigueur, leur somnolence, etc. Évidemment, pour des raisons que nous exposerons un peu plus loin (p. 180), la sieste associée à la caféine a donné les meilleurs résultats, mais il est surtout intéressant de constater ici, comme le montre la figure ci-après, que les deux siestes ont continué à prodiguer leurs bienfaits lors de la troisième et de la quatrième nuit, sans même l'aide d'un produit dopant.

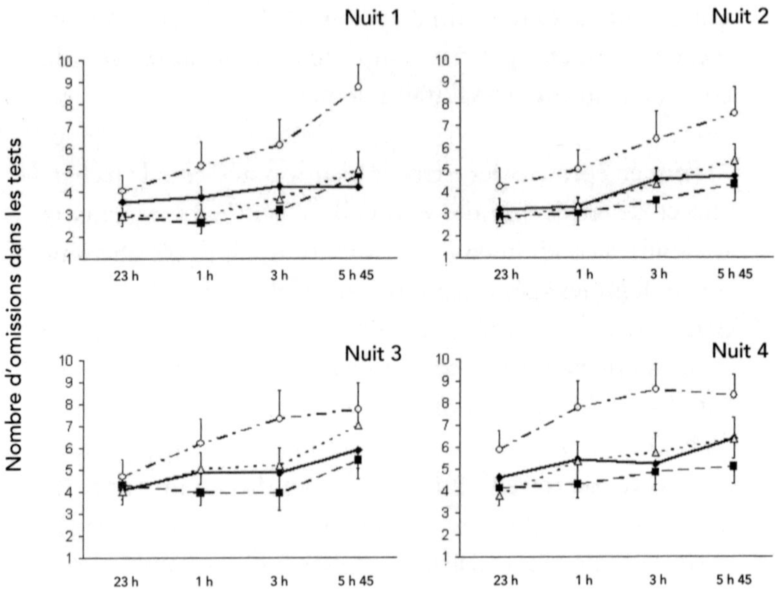

Figures 6.3 – Effets de la sieste et de la caféine sur la vigilance psychomotrice au cours d'une nuit de veille. Résultats du test consistant pour les participants à appuyer sur un bouton dans le temps imparti (ici, 500 millisecondes) : les *triangles creux* désignent le groupe de la sieste ; les *carrés noirs* celui de la conjugaison sieste + caféine ; les *losanges noirs* celui de la caféine seule ; les *ronds creux* le groupe de contrôle. (Schweitzer *et al.* 2006.)

Toutefois, si les siestes longues ont manifestement des vertus face à une forte dette de sommeil et dans le quotidien des travailleurs de nuit ou postés, elles doivent être pratiquées avec mesure dès lors qu'aucune de ces causes ne les justifie, ou si votre état de santé ne les autorise pas. Il est, par exemple, recommandé aux personnes âgées de privilégier les siestes de moins de vingt minutes en début d'après-midi. Car les longues siestes sont souvent associées, chez elles, à un déclin cognitif et à une dégradation de l'état de santé en général[1]. En 2015, une étude américaine de l'université Columbia, à New York, menée auprès d'une centaine de personnes, âgées de 51 à 89 ans, a en effet démontré que les temps de réaction psychomotrice deviennent plus longs, de même que la mémoire et la fluidité verbales s'amenuisent à mesure que la sieste s'allonge et dépasse les soixante minutes[2]. Cette dégradation pourrait résulter d'un émoussement des rythmes circadiens, entraînant une détérioration des circuits responsables de l'éveil[3]. En revanche, il a été très récemment démontré, par une équipe chinoise de santé publique, que les siestes de trente minutes ou moins présentent l'avantage de réduire le risque de déclin cognitif[4].

Les siestes longues pourraient malheureusement aussi indiquer une dégradation de l'état de santé cardiovasculaire des personnes âgées : une étude chinoise, menée en 2014 auprès de 26 801 participants d'une moyenne d'âge de 63,6 ans, a en effet permis d'observer que les siestes supérieures à trente

1. Tsapanou *et al.* 2016.
2. Cross *et al.* 2015.
3. Gulia & Kumar 2018.
4. Lin *et al.* 2018.

minutes augmentaient de 25 % le risque d'hypertension[1]. L'année suivante, une méta-analyse japonaise, réunissant plus de 150 000 personnes suivies en moyenne durant onze ans, a confirmé que le risque de maladie cardiovasculaire était pratiquement multiplié par deux lorsque les siestes étaient supérieures à soixante minutes et que cet effet était davantage prononcé pour les personnes de plus de soixante-cinq ans[2].

Pour finir, les personnes qui ne sont ni âgées ni en déficit chronique de sommeil, mais qui éprouvent impérieusement le besoin de faire tous les jours une sieste de plus d'une heure, doivent savoir que la sieste longue et régulière est davantage un indicateur de dégradation de leur état de santé qu'une expression de leur art de vivre[3]. Les siestes sont des épi-cures de sommeil, elles n'ont pas besoin d'être trop longues pour apporter du bonheur.

Matin, midi ou soir ?

La durée n'est pas la seule chose à prendre en compte. L'heure à laquelle vous coupez les ponts avec votre environnement a presque autant d'importance. En 1981, une

1. Cao *et al.* 2014.
2. Yamada *et al.* 2015.
3. Mantua & Spencer 2015. Nous avons de la même manière récemment constaté, à l'occasion d'une étude menée par le Centre du sommeil et de la vigilance de l'Hôtel-Dieu, un niveau d'inflammation plus important chez les patients atteints du virus du sida qui faisaient fréquemment de longues siestes (Faraut *et al.* 2018).

étude pionnière, menée par le Centre de recherche en santé navale, à San Diego, en Californie, en avait fait l'étonnante démonstration. L'expérience avait consisté à étudier l'effet de longues siestes de deux heures faites par des marins à l'issue d'une interminable période de veille : 45 heures pour les uns, 53 heures pour les autres. On aurait pu penser qu'après 45 heures de travail n'importe quel somme de deux heures aurait suffi à redonner un peu d'énergie, mais, étrangement, il apparut, à l'issue des différents tests de performance, que la sieste entre 4 et 6 heures du matin avait eu moins d'effet bénéfique en matière de récupération de la vigilance et des performances cognitives que la sieste du milieu de journée (entre 12 et 14 heures), c'est-à-dire huit heures plus tard[1]. Leur inertie au réveil avait pâti au petit matin de l'intransigeance du chef d'orchestre : l'horloge biologique, imperturbablement restée sur la partition du mode sommeil. De même, les siestes de début d'après-midi (vers 15 heures) ont une latence d'endormissement plus courte, présentent une plus grande efficacité récupératrice et sont suivies d'une plus faible inertie au réveil que les siestes de fin d'après-midi (vers 19 heures)[2].

Cela fut mis en évidence, dès 1989, par une étude de référence de l'Institut israélien des technologies, à Haïfa. Certes, celle-ci avait la particularité d'analyser, là encore, les siestes de deux heures qui intervenaient après une privation de sommeil de vingt-quatre heures. Mais elle n'en soulignait pas moins l'importance du choix du moment

1. Naitoh 1981.
2. Sans compter qu'en plus d'être moins efficaces les siestes de fin d'après-midi ont, comme on l'a dit, un effet délétère sur la qualité du sommeil de nuit qui suit.

circadien : la pression du sommeil – proportionnelle au temps d'éveil qui précède l'endormissement – ne suffit pas à déterminer la qualité de la sieste ; il faut aussi que ce choix soit en adéquation avec notre horloge biologique, c'est-à-dire avec les fameuses fenêtres de sommeil qui dépendent en partie de notre chronotype[1]. Pour les lève-tôt (chronotype matinal), une sieste de début d'après-midi supérieure à trente minutes sera plus riche en sommeil lent profond qu'en sommeil paradoxal. En effet, plus le sommeil de nuit s'est achevé tôt, plus la pression du sommeil est importante en début d'après-midi ; et plus la pression du sommeil est importante, plus le sommeil lent profond d'une sieste supérieure à trente minutes a de chance d'être long. De la même façon, et selon la même logique, plus votre dette de sommeil est élevée, plus ce type de siestes produira de sommeil lent profond. Inversement, pour les couche-tard (chronotype vespéral), la même sieste au même moment sera plus riche en sommeil paradoxal qu'en sommeil lent profond : pour avoir un sommeil plus récupérateur, ils devront repousser la sieste le plus loin possible dans l'après-midi, en veillant à laisser six heures de veille entre la fin de la sieste et le coucher du soir. En outre, au risque de se répéter, l'émergence du sommeil lent profond dépend aussi en grande partie de l'âge du dormeur et de ses propensions.

Dès lors : midi, début ou milieu d'après-midi ? C'est à vous d'en décider : faites des essais, mettez votre corps à l'épreuve, profitez surtout des moments où la pression du sommeil se fait sentir, et déterminez, en fonction de votre âge, de votre chronotype et de vos besoins, l'heure et la

1. Lavie & Weler 1989.

durée de vos siestes, en sachant que si les fenêtres de sommeil s'ouvrent à peu près toutes les deux heures, les plus propices sont celles qui s'ouvrent entre midi et 16 heures. Mais n'allez pas proscrire pour autant les siestes matinales : celles qui suivent une nuit trop courte peuvent être tout à fait réparatrices entre 10 heures et midi – surtout si vous souhaitez profiter du sommeil paradoxal qu'elles offrent en abondance quand les nuits trop vite abrégées n'en ont pas fourni assez[1]. Pensez-y, car il peut y avoir un avantage à privilégier certains stades de sommeil.

Comment stimuler votre mémoire et votre créativité

Si le sommeil lent léger de stade 2 et le sommeil lent profond permettent de récupérer de la vigilance et des performances cognitives, ils ont aussi, avec le sommeil paradoxal, le pouvoir de doper la mémoire. Car tout porte à croire que le second stade du sommeil lent léger participe également au renforcement de la mémoire déclarative, ainsi qu'à celui de la mémoire procédurale, favorisés respectivement, souvenez-vous, par le sommeil lent profond et le sommeil paradoxal.

1. Suzuki *et al.* 2004.

En 2008, une étude conduite par l'équipe du psychologue allemand Olaf Lahl de l'Institut de psychologie expérimentale de l'université de Düsseldorf – auprès de jeunes adultes âgés en moyenne de 25 ans – a établi qu'une sieste de six minutes (ayant produit quatre minutes de sommeil lent léger de stade 1, deux minutes de sommeil lent léger de stade 2) permettait déjà d'améliorer l'apprentissage d'une série de mots apprise une heure auparavant. Bien sûr l'apprentissage était meilleur lorsque la sieste était étendue à trente-cinq minutes (ayant produit onze minutes de sommeil lent léger de stade 1, quatorze minutes de sommeil lent léger de stade 2, dix minutes de sommeil lent profond [stade 3]), mais cela a mis en évidence que le sommeil, dès son apparition, a cette capacité de protéger la mémoire de sa dégradation immédiate par l'état d'éveil – au cours duquel, vous le savez, notre cerveau est constamment stimulé par l'environnement[1].

En outre – preuve s'il en faut qu'il reste des choses à découvrir –, plusieurs études émettent l'hypothèse que le sommeil lent léger de stade 2 serait particulièrement compétent pour consolider les informations, même en présence de sommeil lent profond et de sommeil paradoxal. En 2007, une étude de la faculté de médecine de l'université Harvard a observé qu'au cours d'un sommeil de sieste de soixante ou quatre-vingt-dix minutes – faisant suite à un apprentissage et ayant produit du sommeil lent profond et paradoxal – les zones d'apprentissage de l'hémisphère droit ne

1. Lahl *et al.* 2008.

s'étaient activées qu'au cours du sommeil lent léger de stade 2[1]. Plus récemment, en 2014, des chercheurs de différents pays d'Europe du Nord ont suggéré une séparation, au cours du sommeil, des processus de consolidation et d'élimination de la mémoire parasite : le premier serait assuré par le sommeil lent léger, et le second par le sommeil lent profond[2]. Cette hypothèse, si elle se confirmait, renforcerait l'idée – avancée par l'équipe d'Olaf Lahl – que les siestes, même brèves, ont cette faculté particulière de doper la mémoire.

Quant au sommeil paradoxal, dont on a rappelé la participation active à la consolidation de la mémoire procédurale, il s'obtient en privilégiant la sieste du matin ou en faisant suffisamment durer celle de l'après-midi (soixante ou quatre-vingts minutes). Les musiciens, les danseurs, les sportifs, tous ceux qui s'évertuent à améliorer l'habileté de leur mouvement devraient ainsi essayer de faire, après leurs séances de travail, quelques courtes siestes matinales ou de plus longues siestes de début d'après-midi. Une étude japonaise originale, menée en 2016 par l'université de médecine de Tokyo, auprès d'étudiants qui ne savaient pas encore jongler, a montré qu'une sieste de soixante-dix minutes (comprenant dix minutes de temps d'endormissement, dix-neuf minutes de sommeil lent profond et près de douze minutes de sommeil paradoxal) faite à 14 heures, après une séance d'initiation au jonglage à trois boules effectuée entre 10 heures et 10 h 30, suffisait à rendre les performances des apprentis – contrôlées à 17 h 30, soit deux heures après la sieste – bien meilleures que celles

1. Nishida *et al.* 2007.
2. Genzel *et al.* 2014.

du groupe de contrôle (qui n'avait pas dormi entre les deux séances). Mieux, après la nuit de sommeil qui suivait ce bref apprentissage, ces performances, comme le montre très bien la figure suivante, étaient encore plus importantes que celles du groupe de contrôle[1].

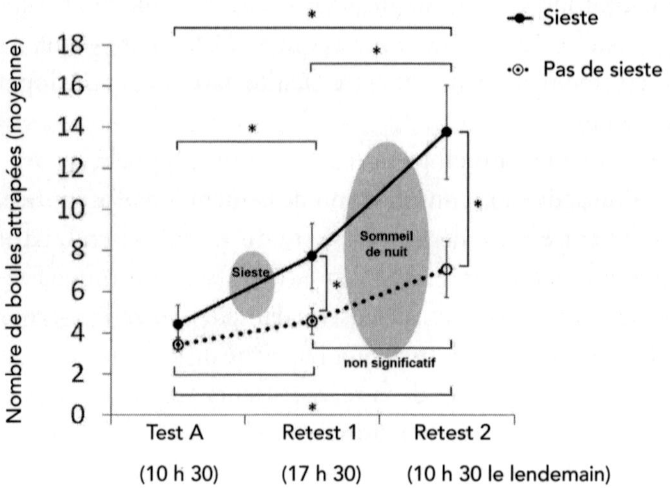

Figure 6.4 – Effets de la sieste sur les performances de jonglage. Comparaison des performances (en nombre de boules attrapées) entre siesteurs et non-siesteurs, au cours de trois tests : un premier test le matin à 10h30 ; un deuxième test l'après-midi à 17h30 (après une sieste faite à 14 heures ou sans sieste) ; un dernier test, le lendemain à 10h30, après une nuit de sommeil. Il est particulièrement intéressant de constater que les progrès effectués par les non-siesteurs après la nuit ont été insignifiants par rapport à ceux qu'ils avaient accomplis la veille. Les siesteurs, au contraire, ont vu leur connaissance continuer à se consolider, même longtemps après l'apprentissage. Les étoiles indiquent des différences significatives entre les tests. (Morita *et al.* 2016.)

1. Morita *et al.* 2016.

Bien sûr, nous l'avons vu, le sommeil paradoxal a aussi l'art de se rendre utile lorsqu'un contenu émotionnel est associé à un apprentissage réclamant de la mémoire déclarative[1]. Dans tous les cas, ce type de sommeil n'arrive jamais seul : il est toujours précédé de sommeil lent léger et de sommeil lent profond, lesquels conjuguent leurs efforts pour consolider les informations utiles. Et il se peut, souvenez-vous, que ce soit la fréquence de la succession des stades de sommeil lent profond et de sommeil paradoxal qui servent le mieux ces consolidations. Quoi qu'il en soit, de plus en plus d'études soutiennent l'hypothèse que les apprentissages, quels qu'ils soient, sont bien meilleurs lorsqu'ils sont suivis d'un sommeil de sieste fournissant à la fois du sommeil lent profond et du sommeil paradoxal. En 2003, une étude du département de psychologie de l'université Harvard l'avait déjà mis en évidence à la suite d'une séance de mémorisation de discriminations visuelles : les participants dont le sommeil de sieste ne comprenait que du sommeil lent profond avaient réussi à stabiliser leur apprentissage, mais ceux qui avaient également produit du sommeil paradoxal l'avaient considérablement amélioré[2] (cf. figure page suivante).

Les longues siestes – du moins celles qui, selon les différents principes hypothétiques que nous venons d'évoquer, mêleraient le sommeil lent léger de stade 2 pour la consolidation, le sommeil lent profond (stade 3) pour l'élimination des informations parasites, et le sommeil paradoxal pour l'amélioration des performances mnésiques – seraient donc particulièrement indiquées pour doper votre mémoire.

1. Cf. p. 70.
2. Mednick *et al.* 2003.

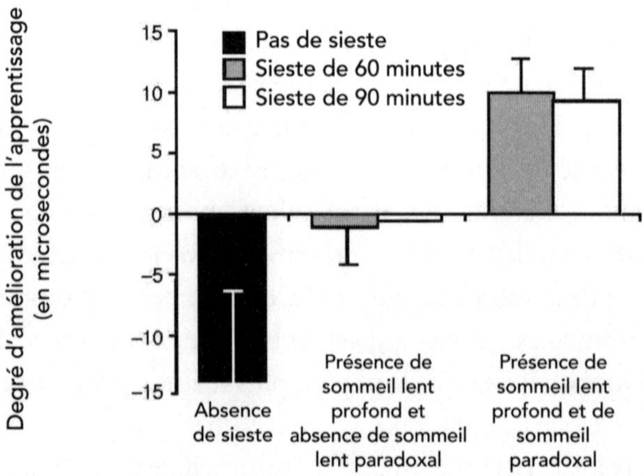

Figure 6.5 – Sur ce graphique, le potentiel de l'association du sommeil lent profond et du sommeil paradoxal apparaît clairement : à droite, l'apprentissage a été nettement amélioré par une sieste de soixante ou de quatre-vingt-dix minutes ; au centre, lorsque la sieste n'a pas produit de sommeil paradoxal, l'apprentissage est tout juste stabilisé ; à gauche, l'absence de sieste a empêché la consolidation de l'apprentissage. (Mednick *et al.* 2003.)

Ainsi pourriez-vous, dans le meilleur des mondes, en tenant compte de la répartition des différents stades de sommeil de sieste au cours des âges adapter l'heure et la durée de vos siestes au type d'apprentissage que vous souhaiteriez consolider. La figure suivante en donne un bon aperçu.

Comme on le voit, le sommeil de sieste des enfants en bas âge est riche en sommeil lent profond et en sommeil paradoxal, tout particulièrement abondant au cours des quatre premiers mois de leur existence. La préservation de leurs différents sommeils diurnes est donc capitale, car la plasticité de leur cerveau leur permet d'acquérir à une vitesse phénoménale la motricité, le langage, les premières notions d'interactions

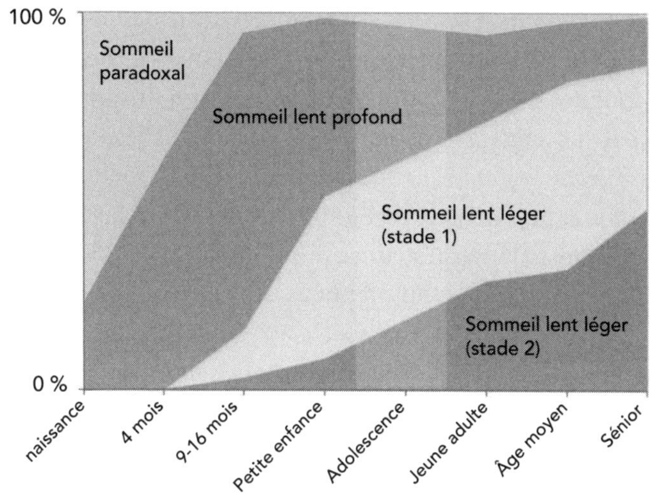

Figure 6.6 – Architecture des stades de sommeil de sieste tout au long de la vie. (Mantua & Spencer 2017.)

sociales et mille autres trésors de connaissances. En 2015, une étude du département de psychologie de l'université de la Ruhr, à Bochum, en Allemagne, menée auprès de nourrissons de 6 à 12 mois, a montré que les bébés qui avaient fait une sieste, d'une heure et demie en moyenne, quatre heures après un apprentissage sollicitant leur mémoire déclarative, avaient retenu beaucoup plus de choses que ceux qui n'en avaient pas fait. Et comme ce fut le cas avec la mémoire des jongleurs japonais, la différence fut encore plus prononcée après la nuit qui suivit l'expérience[1]. Évidemment, cela reste vrai lorsqu'on avance en âge : quand vient l'heure d'acquérir

1. Seehagen *et al.* 2015.

le langage, vers 16 mois, la mémorisation des nouveaux mots désignant les objets profite grandement du concours des longues siestes (environ deux heures) qui suivent les instants d'apprentissage. Comme l'indiquent les résultats tirés d'une étude britannique réalisée par le département de psychologie expérimentale de l'université d'Oxford en 2015, le groupe des enfants siesteurs qui présentaient le plus grand nombre de difficultés au premier test (avant la sieste) a affiché des scores bien supérieurs à ceux du groupe des enfants non siesteurs qui, lui, s'est au contraire montré beaucoup moins performant deux heures plus tard, lors de la seconde séance de test[1].

En 2013, une étude américaine du département de psychologie de l'université du Massachusetts, à Amherst, menée cette fois auprès d'enfants de 3 à 6 ans, aboutissait aux mêmes conclusions, mais en leur agrégeant cette importante découverte : dans le cadre de la consolidation d'une mémoire déclarative, le bénéfice d'une sieste dépend de la régularité avec laquelle l'enfant fait la sieste ; autrement dit, une sieste ponctuelle de plus d'une heure faite par un siesteur occasionnel, juste après un apprentissage, sera beaucoup moins efficace qu'une sieste de même nature effectuée par un siesteur régulier[2]. Le graphique ci-contre le schématise de manière frappante.

1. Horvath *et al.* 2015.
2. Kurdziel *et al.* 2013.

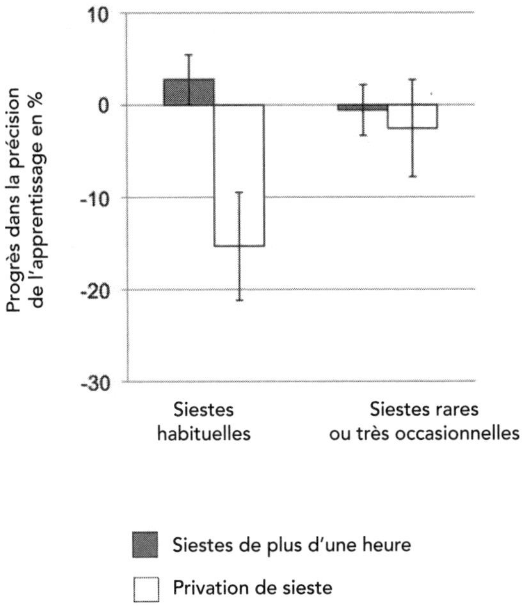

Figure 6.7 – La précision avec laquelle les enfants de 3 à 6 ans se souviennent de leur apprentissage dépend de la régularité avec laquelle ils font la sieste. Ici, les siesteurs habituels la faisaient cinq à sept fois par semaine ; les siesteurs occasionnels zéro à deux fois. Une sieste de plus d'une heure (colonnes grises) dans la foulée de l'apprentissage privilégie grandement les siesteurs réguliers. On constate en revanche avec intérêt que les siesteurs réguliers sont davantage pénalisés que les siesteurs occasionnels lorsqu'on les prive de sieste (colonnes blanches) à la suite d'un apprentissage. (Kurdziel *et al.* 2013.)

Enfin, n'oubliez pas que le sommeil paradoxal s'évertue aussi à vous protéger de la mémoire à trop fort contenu émotionnel[1]. Face à un traumatisme quelconque, il peut être salutaire d'essayer d'en diminuer la charge en s'offrant,

1. Cf. p. 70.

ici ou là, quelques cures de ce stade de sommeil qui ne se produit qu'après un certain laps de temps (et plus rapidement dans la matinée).

Du sourire à l'inventivité, et vice versa

Indépendamment du fait qu'il n'est pas bon pour votre moral d'être toujours épuisé, atone cérébralement et oublieux en général, la sieste aura cet inestimable pouvoir d'améliorer votre humeur, même en l'absence de dette de sommeil. Peut-être déjà en vous offrant la possibilité de vous réapproprier le temps, de l'arrêter quand bon vous semble. Le gain sera infiniment plus grand que le temps que vous croyez perdre en dormant. Sans compter qu'un cerveau moins fatigué est un cerveau plus vif, plus ingénieux, plus détendu, plus social, plus créatif, et en cela une précieuse source de temps. En 2010, une étude chinoise (évoquée p. 150) de l'école de psychologie de l'université du Sud-Ouest, à Chongqing, avait profité d'un comparatif des postures pour mesurer l'action de la sieste sur l'humeur d'hommes et de femmes âgés de 18 à 23 ans. En évaluant de manière subjective les niveaux d'irritabilité, de tension nerveuse, de tristesse et d'atonie des participants, les chercheurs avaient mis en évidence la facilité avec laquelle la sieste, tous niveaux de confort confondus, améliorait notablement ces composantes de l'humeur[1]. Trois ans plus tôt, une étude japonaise menée par l'Institut national de la médecine du travail, à Kawasaki, avait aussi montré qu'une sieste de vingt minutes donne plus d'agrément qu'une exposition de même durée à la lumière du

1. Zhao *et al.* 2010.

jour, et qu'elle s'accompagne d'un regain de satisfaction et d'une plus grande sérénité[1]. C'est sans doute aussi ce profit que recherchent les personnes qui pratiquent les siestes par "goût", autrement dit par "plaisir".

De ce sourire intérieur, le sommeil aime faire son miel. En libérant l'esprit, la sieste va permettre, à coups d'hyper-associations, un réarrangement des substrats mnésiques – ce que l'état de veille, débordé par les incessantes sollicitations, n'a jamais le temps d'effectuer. C'est de cette façon que la pensée se fraie un chemin jusqu'à l'immense potentiel de créativité que recèle l'inconscient. Pour l'évaluer, une équipe de l'université de Californie, à San Diego, a mesuré en 2009 – à l'aide du "test des associations à distance[2]" (de l'anglais *Remote Associates Test*, *RAT*) – le rôle du sommeil de sieste dans le degré de créativité d'une personne. Partant du principe que la créativité est la capacité à créer des associations entre des éléments d'information afin d'en obtenir des combinaisons nouvelles dans un but spécifique (la résolution de problèmes), l'idée a été de mettre le sommeil de sieste à l'épreuve juste après avoir soumis les participants au *RAT*. Et il est apparu que les siestes avaient cette faculté, à la condition qu'elles produisent du sommeil paradoxal, d'inspirer fortement – par le jeu des hyperassociations propres au sommeil – les dormeurs à leur réveil[3].

Et c'est ainsi qu'on doit au sommeil paradoxal un certain nombre de grandes découvertes. Parmi les savants qui ont

1. Kaida *et al.* 2007.
2. L'exercice consiste à trouver, pour des mots sémantiquement très éloignés, une association commune : "bleu", par exemple, pour les mots "fromage", "ciel" et "océan".
3. Cai *et al.* 2009.

eu l'humilité d'avouer l'origine de leur inspiration, citons le chimiste allemand Friedrich August Kekulé (1829-1896), fondateur de la chimie organique structurale, qui découvrit la structure cyclique de la molécule de benzène après avoir rêvé de l'Ouroboros, antique symbole du serpent incurvé qui se mord la queue ; ou le biologiste autrichien Otto Loewi (1873-1961) qui vit en rêve l'expérience qui allait lui permettre de vérifier l'hypothèse – qu'il émettait depuis dix-sept ans – de la transmission chimique des impulsions nerveuses.

Trois astuces pour en finir avec l'inertie du sommeil

En somme, vous l'aurez compris, la sieste reine, de vingt à trente minutes, la plus facile à pratiquer au quotidien, ne souffre que d'un défaut : l'inertie qui pèse sur le réveil lorsqu'elle produit du sommeil lent profond. La reprise d'activités peut parfois souffrir, avec elle, comme avec les siestes plus longues, d'un léger ralentissement. Mais rassurez-vous, certaines astuces permettent efficacement d'y remédier.

Le réveil programmé

Tout d'abord, pour ne pas risquer de faire de sommeil lent profond, rien de plus simple : privilégiez les siestes courtes. Mais qui vous dit que vous parviendrez à vous réveiller par vous-même après dix ou quinze minutes de sommeil léger ? Si vous estimez correctement votre latence d'endormissement, limitez votre temps de sommeil à l'aide d'un réveil.

Faites des essais pour fixer correctement le compte à rebours, l'essentiel étant que vos siestes soient suffisamment courtes pour ne pas produire de sommeil lent profond.

Si, en revanche, votre intention est d'accorder un peu plus de temps à vos siestes et que vous souhaitiez limiter la léthargie due au sommeil lent profond, veillez à ne pas vous endormir sans prévoir – au moins mentalement – l'heure de votre réveil, car il semblerait que l'organisme tire avantage à l'anticiper. C'est l'hypothèse à laquelle l'Allemand Jan Born et son équipe étaient arrivés, en 1999, au cours d'une étude visant cette fois à comparer le sommeil de nuit des dormeurs selon la connaissance qu'ils avaient de l'heure de leur réveil[1]. Un premier groupe était ainsi réveillé "par erreur" à 6 heures du matin alors qu'il pensait pouvoir dormir jusqu'à 9 heures ; un deuxième était également réveillé à 6 heures mais en avait été prévenu ; et un troisième était réveillé à 9 heures, c'est-à-dire à l'heure du réveil habituel de tous les participants. Souvenez-vous que le réveil matinal est toujours précédé d'une production d'hormone de stress – dépendante de l'horloge biologique – destinée à nous aider à démarrer la journée. Et ce que l'expérience a pointé, c'est que, indépendamment de l'horloge biologique, les dormeurs conscients que leur réveil serait avancé avaient vu leur production d'hormone de stress démarrer dès 5 heures du matin, contrairement aux dormeurs réveillés par "erreur". Cette hormone serait en somme capable d'anticiper un réveil connu à l'avance, ce qui n'est pas sans ouvrir d'intéressantes perspectives pour la sieste. Dès lors, et en attendant que les scientifiques le

1. Born *et al.* 1999.

vérifient expérimentalement, n'hésitez pas à avoir pleinement conscience de l'heure à laquelle vous comptez ouvrir les yeux, et faites sonner votre réveil…

Les siesteurs réguliers quant à eux – qui ont habitué leur corps à la durée de la sieste qu'ils pratiquent – n'ont généralement pas besoin de sonneries tonitruantes. En revanche, s'il leur arrive de vouloir changer cette durée – passer d'une sieste d'une demi-heure à une sieste de dix minutes, par exemple –, une alarme pourra leur être utile.

Un café pour dormir

L'astuce à laquelle peu de gens pensent consiste à boire un café juste avant de fermer les yeux : la caféine, ayant besoin d'une vingtaine de minutes pour entrer en action, balaiera l'inertie du sommeil à la sortie d'une sieste d'au moins vingt minutes[1]. Si la caféine a une telle capacité à contrer les effets de la somnolence, c'est parce qu'elle est proche chimiquement de l'adénosine, qui est le résidu de la dégradation de l'ATP (adénosine triphosphate), cette molécule d'énergie, utilisée par toutes les cellules du vivant pour se reconstituer et fabriquer les substances que la nature leur a demandé de produire. Or c'est précisément l'adénosine qui nous fait basculer en mode sommeil quand le seuil maximum d'accumulation de ce nucléoside est atteint. La caféine a donc la particularité de se fixer sur les mêmes récepteurs cérébraux

1. Si le café devait malgré tout vous empêcher de trouver le sommeil, étant donné que son effet psychostimulant s'accompagne toujours d'une libération d'adrénaline, et d'une accélération de la fréquence cardiaque, contentez-vous de le prendre en sortie de sieste.

que l'adénosine, l'empêchant de s'y lier elle-même et de remplir son rôle de ralentisseur de l'activité cérébrale. Il faut quatre à six heures pour que le cerveau se libère de la moitié de la dose de caféine ingérée, et son effet est cumulatif : si vous prenez un café à 9 heures du matin, la seconde moitié de la caféine entrera en action entre 13 et 15 heures, au moment même où vous risquez d'en prendre un second pour clore votre déjeuner. Pensez-y lorsque vous multipliez vos cafés pendant la journée : idéalement, la caféine doit avoir disparu lorsque vous entamez votre nuit.

En outre, comme nous l'avons annoncé un peu plus haut (voir p. 161 et figure 6.3), la caféine et la sieste ont pour effet, en étant associées, d'améliorer davantage les performances cognitives et la vigilance subjective qu'elles ne l'auraient fait séparément. Enfin, leur association, peut également présenter l'avantage, nous l'évoquerons, d'augmenter les vertus analgésiques de la sieste. Toutefois, la consommation de caféine doit tenir compte de la durée de son principe actif : une sieste tardive, effectuée vers 15-16 heures, ne devrait pas s'accompagner d'un café, à moins qu'ils n'aient tous deux pour objectif de préparer à une prise de poste en travail de nuit.

Du lit au bain… de lumière

Si vous n'aimez pas le café (ou le thé, qui contient aussi de la caféine), que vous ne le tolériez pas, ou ne vouliez pas en abuser, il existe une alternative : les lampes de luminothérapie (de 100 à plusieurs milliers de lux). De même que la caféine bloque l'action de l'adénosine, la lumière – tous spectres confondus – bloque la sécrétion de mélatonine, qui, comme vous le savez, obéit à l'horloge biologique et vous invite chaque jour à anticiper l'heure de votre coucher. Si la lumière est problématique lorsque vous vous apprêtez à dormir – notamment, répétons-le, les ondes courtes de la lumière bleue dont sont équipés nos écrans d'ordinateur, de tablette ou de téléphone mobile –, elle peut, en d'autres circonstances, par son action sur certains photorécepteurs de la rétine, améliorer la vigilance, les performances cognitives et l'humeur[1].

Récemment, avec mon équipe de l'Hôtel-Dieu, j'en ai mesuré les effets auprès de jeunes adultes (19-33 ans) soumis à une forte restriction de sommeil (deux nuits d'une durée de trois heures) : alors qu'ils étaient suivis en conditions réelles, c'est-à-dire dans leur vie de tous les jours (plus stressante qu'en laboratoire), il est apparu qu'une exposition répétée (quatre fois dans la journée : le matin, en début, en milieu et en fin d'après-midi) à une lumière bleue de faible intensité (100 lux), sans l'aide d'aucune sieste, leur avait permis de récupérer un bon niveau de vigilance et de performances cognitives, ainsi qu'un rééquilibrage des systèmes de stress[2]. L'association d'un tel traitement à une sieste en aurait fortement augmenté le bénéfice.

En 2003, le département des sciences comportementales de l'université d'Hiroshima, au Japon, avait démontré l'équivalence, en termes de vigilance subjective, entre l'association d'une sieste et d'un double expresso (antérieur à la sieste) et celle d'une sieste et d'une exposition à une forte lumière blanche de 2 000 lux (postérieure à la sieste)[3]. L'avantage

1. Cajochen 2007 ; Lockley *et al.* 2006 ; Revell *et al.* 2006 ; West *et al.* 2011.
2. Faraut *et al.* (art. soumis).
3. Hayashi *et al.* 2003.

de la lumière bleue sur la lumière blanche saute aux yeux : elle peut être de bien moindre intensité et se révéler d'une efficacité équivalente, voire supérieure ; en revanche, en cas d'usage trop intensif, elle pourrait comporter plus de risques pour l'intégrité cellulaire de la rétine[1].

Dans tous les cas, la sieste est la seule contre-mesure à la dette de sommeil, la seule qui permette de récupérer et de dissiper la pression du sommeil. La caféine et la lumière, quels que soient leurs atouts, ne font que stimuler notre système d'éveil et nos performances. En d'autres termes, elles soignent les symptômes, non la maladie. Toutefois, utilisées avec modération, elles sont d'excellentes partenaires pour dissiper l'inertie du sommeil à la sortie d'une sieste récupératrice.

1. Jaadane *et al.* 2017.

7

L'AMIE THÉRAPEUTE

Il y a entre le sommeil de nuit et la sieste ce qui sépare la randonnée de la promenade : la première exige de la préparation et du temps, de bonnes conditions de départ et un ciel durablement favorable ; la seconde peut s'improviser, s'accommoder des nuages, voire se glisser entre deux orages. Dans un cas, la bouffée d'oxygène sera plus grande et le corps s'en souviendra plus longtemps ; dans l'autre, vous aurez pris un bon bol d'air et profité largement des vertus de l'exercice. De même la sieste offre-t-elle, à petite échelle, tous les bienfaits qui découlent des fonctions physiologiques du sommeil de nuit : lorsque vous fermez les yeux, là encore une équipe soignante entre en action, quoiqu'en service réduit, et le spectacle recommence : ballet d'hormones, relâchement des tensions, chants de souvenirs, et, si la promenade est assez longue, rêves impromptus. Voyons, à la lumière des dernières découvertes scientifiques, comment ce petit dispensaire de campagne réussit le tour de force de nous apporter au quotidien les soins que nos nuits n'ont pas eu le temps de nous prodiguer. Surtout, mettons à présent en regard des risques sur la santé que fait courir la dette de sommeil l'ensemble des réponses que la sieste peut donner.

Antidote à la somnolence

Une période de veille trop prolongée finit tôt ou tard par dégrader nos capacités cognitives, au risque de nous mettre en danger : sur la route, à notre domicile ou au travail. Une vigilance érodée, une absence de réactivité à un stimulus imprévu, et c'est l'accident. Puisque les études en laboratoire ont démontré que les siestes étaient efficaces pour renforcer durablement la vigilance et que la production d'un sommeil plus profond pouvait être avantageuse dans la durée, nous devrions pouvoir en tirer profit dans la vie de tous les jours, notamment lorsque l'on est amené, en situation de dette de sommeil, à prendre la route ou à travailler de nuit.

Une équipe de la clinique du sommeil de Bordeaux l'a vérifié en conditions réelles, entre 2 heures et 3 h 30 du matin, sur une autoroute du Sud-Ouest de la France, et dans des conditions climatiques favorables[1]. Pour mesurer le niveau de vigilance des conducteurs mis à l'épreuve – douze participants de 20-25 ans et douze autres de 40-50 ans lancés à 130 km/h sur un parcours de deux cents kilomètres –, les chercheurs ont simplement comptabilisé le nombre de franchissements de lignes blanches, c'est-à-dire de déviations inappropriées de la trajectoire de chaque véhicule. Il est ressorti de cette expérience que les conducteurs qui avaient fait une sieste d'environ quinze minutes (pour les plus âgés) à vingt minutes (pour les plus jeunes) à 1 heure du matin ou avaient absorbé 200 mg de caféine

1. Sagaspe *et al.* 2007.

(l'équivalent de deux expressos) une demi-heure avant le départ avaient vu leur nombre d'erreurs de conduite considérablement réduit.

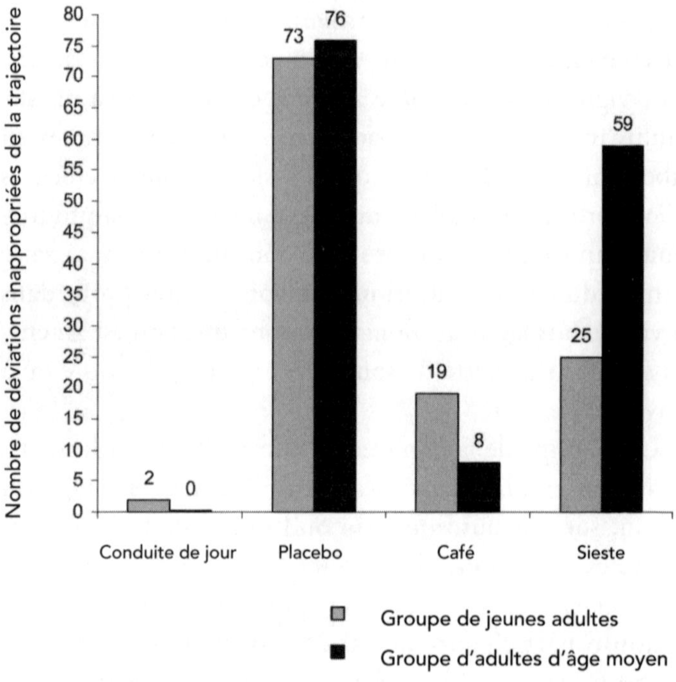

Figure 7.1 – Effets de la sieste et de la caféine sur le nombre total de déviations inappropriées de la trajectoire au cours de la conduite de nuit en situation réelle, selon l'âge des conducteurs. (Sagaspe *et al.* 2007.)

Remarquons que l'effet de la sieste a été beaucoup plus bénéfique aux conducteurs de 20-25 ans qu'à ceux de 40-50 ans qui, en revanche, ont davantage tiré profit du café. En cause, sans doute, une moindre puissance des ondes *delta* (caractéristiques du sommeil lent profond) des conducteurs plus âgés, qui n'avaient pas réussi à dormir aussi longtemps en trente minutes (quatorze minutes en moyenne, contre vingt-deux chez les plus jeunes). Dans leur cas, il eût même été préférable de faire une sieste un peu plus longue, mais, comme vous le savez maintenant, la pression du sommeil perd en efficacité avec les années. Quoi qu'il en soit, les chiffres parlent d'eux-mêmes. En 2004, le Centre de médecine du sommeil de l'université de Gênes, en Italie, a réalisé une étude sur un groupe de policiers en travail posté depuis plus de cinq ans, et responsables, pour certains, d'accidents de la route au cours de leurs patrouilles : il est apparu que l'absence de sieste avant la prise de fonction avait augmenté de 38 % la probabilité de survenue de ces accidents[1].

Pansement sur la douleur

Vous connaissez le cercle vicieux qui veut qu'en dormant mal ou trop peu vous vous exposiez à ressentir davantage la douleur, et qu'en souffrant vous vous exposiez à dormir moins ou moins bien. Si votre tête vous fait mal, ou vos articulations, ou votre dos, ou je ne sais quelle blessure, et que vous manquiez de sommeil, je ne saurais trop vous encourager à pratiquer la sieste.

L'étude, déjà évoquée, que j'ai menée avec l'équipe de Serge Perrot a permis de mettre en évidence qu'à la suite d'une forte privation de sommeil (une nuit de deux heures entre 2 et 4 heures du matin) une sieste d'une demi-heure

1. Garbarino *et al.* 2004.

– contenant 50 % de sommeil lent profond – suffisait pour restaurer une sensibilité normale à la douleur, c'est-à-dire comparable à celle des jours convenablement pourvus en sommeil nocturne[1]. L'hypersensibilité provoquée par le manque de sommeil variait en fonction de l'origine de la douleur et de l'aire anatomique concernée : dans le bas du dos, la douleur se manifestait plus rapidement quand elle était provoquée par une chaleur croissante que quand elle l'était par une pression mécanique ; pour les muscles de l'épaule, c'était l'inverse. Après la sieste, aucune différence n'était observée entre ces deux zones, et la sensibilité à la douleur avait retrouvé son niveau d'équilibre.

La sieste pourrait ainsi se révéler utile pour soulager les douleurs causées par la fibromyalgie, un syndrome qui touche plus particulièrement les femmes et qui, selon le dictionnaire médical de l'Académie de médecine, "associe des douleurs diffuses musculaires, articulaires et surtout tendineuses, à une fatigue intense surtout matinale, des altérations du sommeil et de l'humeur et des troubles cognitifs mineurs[2]". En 2015, une étude effectuée par Alice Theadom auprès de 1 044 adultes (dont 92,5 % de femmes) souffrant de fibromyalgie a mis en évidence que les siestes trop fréquentes (quotidiennes) et surtout trop longues (une heure ou plus) avaient pour conséquence d'en aggraver les symptômes – sans doute parce qu'elles étaient devenues le signe d'une dégradation de l'état de santé –, mais qu'à l'inverse les siestes courtes (inférieures ou égales à une demi-heure) pouvaient avoir une action analgésique[3].

1. Faraut *et al.* 2015a.
2. Cf. http://dictionnaire.academie-medecine.fr.
3. Theadom *et al.* 2015.

Mais n'allez pas pour autant bannir la sieste de longue durée pour diminuer tous les types de douleur. L'Institut national japonais de la médecine du travail a évalué les douleurs musculaires et osseuses de 54 infirmières (âgées en moyenne de 32 ans) en fonction de la fréquence de leurs siestes pendant leur période de travail : des cadences de huit heures en travail posté. Résultat : les infirmières qui faisaient une sieste de soixante-seize minutes (en moyenne) au moins une fois toutes les deux nuits de travail souffraient *trois fois moins* de leurs bras et *deux fois moins* de leurs jambes que celles qui n'en faisaient pas ou les espaçaient davantage[1].

De façon générale, il est difficile de traiter pharmacologiquement sur le long terme les douleurs chroniques – notamment en raison de la perte d'efficacité des médicaments au fil du temps et du phénomène d'addiction. Il pourrait donc être judicieux de pratiquer des siestes régulières d'une demi-heure afin de pouvoir, à long terme, diminuer la consommation d'analgésiques. Car la perception que nous avons de la douleur et la manière dont nous la tolérons dépend en partie de notre niveau de vigilance. En 2017, une équipe de la faculté de médecine de l'université Harvard l'a constaté chez la souris : les analgésiques classiques (comme l'ibuprofène) se sont montrés beaucoup moins efficaces pour réduire la réponse douloureuse des rongeurs – préalablement privés de sommeil – que les stimulations psychoactives (notamment à base de caféine) qui leur avaient été administrées pour réduire leur somnolence[2].

1. Takahashi *et al.* 2009.
2. Alexandre *et al.* 2017.

Baume antistress

Le manque de sommeil constitue un stress pour l'organisme, un stress qui, à son tour, produit de l'insomnie et par là davantage de stress. Ce cercle vicieux finit par épuiser l'organisme et par plonger l'insomniaque dans la dépression[1]. Il faut donc trouver le moyen d'y remédier avant d'ajouter les antidépresseurs aux antidouleurs et aux somnifères, autant de médicaments qui ne devraient être utilisés qu'en dernier recours. Si vous vous sentez stressé et que vous souffriez d'insomnie, pensez aussi à votre hygiène de vie (activité physique et alimentation) et ne dédaignez pas la sieste. Surtout, n'allez pas croire qu'elle rendra votre sommeil de nuit plus difficile. Au contraire, une sieste de courte durée (vingt minutes) améliorera votre humeur et – si vous la pratiquez six heures au moins avant le coucher du soir – votre disposition à vous endormir ainsi qu'à rester endormi pendant la nuit[2].

Nous en savons tous quelque chose, le stress est permanent ; ce qui varie, c'est son intensité et notre capacité à le canaliser. Au fil d'une journée normale, le taux des hormones de stress (cortisol et catécholamines[3]) oscille de façon régulière au rythme de notre horloge biologique : il est maximal en début de matinée (vers 8-10 heures du matin), diminue jusqu'en début et milieu d'après-midi, puis se stabilise et/ou augmente en fin d'après-midi (vers 17 heures), avant de

1. Meerlo *et al.* 2015.
2. Kaida *et al.* 2007 ; Yoon *et al.* 2003.
3. Cf. p. 130-132.

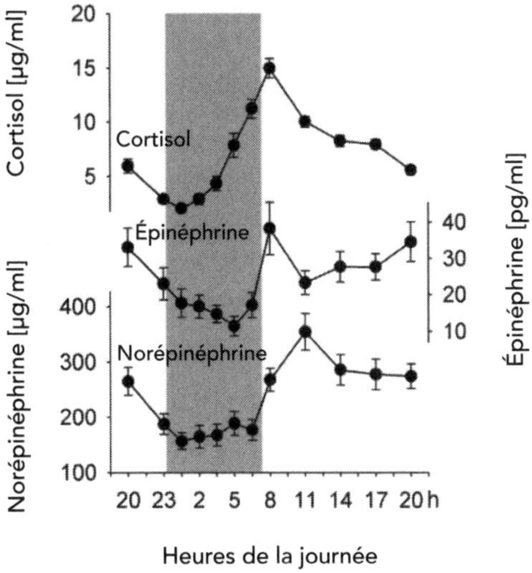

Figure 7.2 – Variation du taux des hormones de stress sur vingt-quatre heures. Parmi les hormones de stress, on distingue le cortisol et les catécholamines, subdivisées ici en épinéphrine et norépinéphrine. Leur concentration dans le sang est minimale au milieu du sommeil de nuit (la partie grisée) et maximale en début de matinée (vers 8-10 heures du matin). (Dimitrov *et al.* 2009.)

décroître jusqu'à atteindre des valeurs minimales en milieu de nuit[1]. Mais pourquoi diminue-t-il après l'heure du déjeuner, alors que nous aurions tant besoin d'un regain d'énergie pour attaquer l'après-midi ? Peut-être, précisément, parce que notre organisme est constitué de telle façon qu'il doit s'accorder des pauses, même au cœur de la journée, afin notamment que les deux systèmes neuroendocriniens de réponse au stress ralentissent leur activité. D'autant qu'au stress positif s'ajoute, parfois quotidiennement, un stress négatif : la fatigue, les peurs, les colères, la pression, le surmenage…

1. Dimitrov *et al.* 2009.

Une petite dose de stress est indispensable pour se lever du bon pied ; une dose plus élevée mais limitée dans le temps peut être stimulante à souhait pour mener une entreprise à son terme ; mais un stress chronique, continu, étouffant n'a sur l'organisme que des effets désastreux. À long terme, nous l'avons dit, il va même jusqu'à favoriser la survenue d'accidents cardiovasculaires. Or, à ce jour, il n'existe pas de thérapie plus naturelle que la pratique de la sieste pour y remédier.

En 2007, une première expérience américaine – menée par le département de psychiatrie de l'université de Pennsylvanie, aux États-Unis, auprès d'adultes en bonne santé, âgés de 18 à 30 ans – a mis en évidence qu'une sieste de deux heures effectuée entre 14 et 16 heures réduisait d'environ un tiers le taux sanguin des hormones de stress mesuré avant une nuit totale de privation de sommeil[1]. La sieste avait donc joué en partie, en seulement deux heures, le rôle d'une nuit complète. Mais y a-t-il un moyen moins chronophage de réguler son stress ?

Avec mes collègues de l'Université libre de Bruxelles (en 2011) puis avec ceux de l'Hôtel-Dieu (en 2015), nous avons évalué, selon deux protocoles, les effets de la sieste de trente minutes chez de jeunes adultes bien portants soumis à une nuit de restriction de sommeil (deux heures seulement, entre 2 et 4 heures du matin)[2]. En 2011, les participants avaient entre 18 et 25 ans ; en 2015, entre 25 et 32 ans. Dans les deux cas, nous avons fait en sorte d'éviter le caractère invasif du prélèvement sanguin en mesurant régulièrement le taux de cortisol dans la salive (en 2011 et 2015) et celui des catécholamines

1. Vgontzas *et al.*, 2007.
2. Faraut *et al.* 2011 et 2015b.

dans les urines (en 2015). Dans la première configuration, certains participants ont fait une sieste d'une demi-heure à 13 heures ; la seconde prévoyait deux siestes d'une demi-heure, l'une à 9h30, l'autre à 15h30. Chaque fois, la quantité des hormones de stress présentes dans l'organisme avait considérablement chuté (de moitié environ) après les siestes.

De prochaines études nous diront les effets sur le stress des siestes de plus courte durée (cinq, dix ou quinze minutes). Ce qu'on sait aujourd'hui, c'est qu'à la suite d'une nuit de quatre heures de sommeil les cinq premières minutes d'une sieste entraînent une importante diminution de la tension artérielle et de la fréquence cardiaque[1] (lesquelles, souvenez-vous, ont besoin d'hormones de stress pour augmenter). En revanche, il a été découvert une corrélation – pendant le sommeil diurne – entre les ondes du sommeil lent profond et le taux de l'hormone de stress qu'est le cortisol : les premières oscillent très exactement à l'inverse du second. Comme l'illustre le graphique suivant, en plein jour, plus les ondes du sommeil lent profond augmentent en intensité, plus le taux de cortisol diminue, et inversement[2].

Alors que le taux d'hormones de stress diminue lentement pendant la première partie de la nuit – riche en ondes *delta* –, il chute brusquement au cours de la sieste dès que celle-ci plonge le dormeur en sommeil lent profond. La sieste de cinq minutes, qui ne dépasse pas le stade du sommeil lent léger, risque en somme d'être insuffisante pour réguler fortement le stress. Par conséquent, plus votre sieste sera longue (entre une demi-heure et une heure), plus vous aurez

1. Zaregarizi *et al.* 2007.
2. Gronfier *et al.* 1998 ; cf. aussi Besedovsky *et al.* 2017.

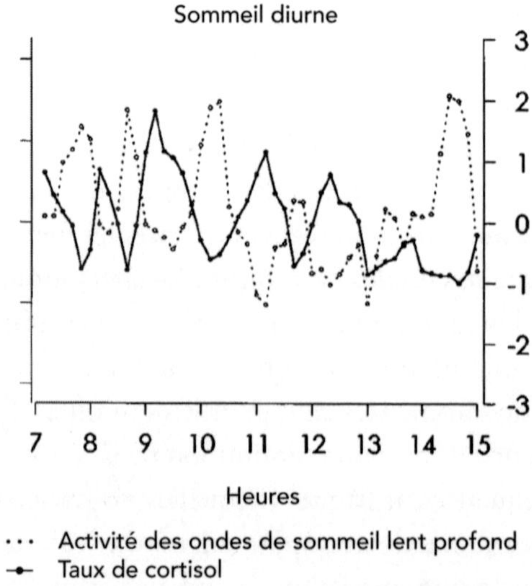

Figure 7.3 – Au cours d'un sommeil diurne, le taux de cortisol oscille très exactement à l'inverse des oscillations des ondes cérébrales du sommeil lent profond. (Gronfier *et al.* 1998.)

de chance de faire du sommeil lent profond et de réduire la concentration de vos hormones de stress. Et par les temps qui courent, nous aurions tort de nous en passer. En 2007, une équipe de chercheurs grecs du département d'hygiène et d'épidémiologie de la faculté de médecine d'Athènes – après avoir suivi durant plus de six années une population adulte d'un peu plus de 23 000 personnes âgées de 20 à 86 ans – a pu observer que la prévalence des accidents cardiovasculaires était réduite de 37 % chez tous ceux qui, pendant cette période, avaient pratiqué, en début d'après-midi, une sieste d'une trentaine de minutes au moins trois fois par semaine[1].

1. Naska *et al.*, 2007.

Lorsque vous vous blessez ou contractez une maladie, vos deux systèmes neuroendocriniens se mettent en configuration de stress intense. Une protection efficace nécessite en effet le recrutement rapide, au niveau des zones blessées ou infectées, des cellules immunitaires appropriées : lymphocytes, phagocytes, granulocytes. Le système nerveux central sollicite donc en urgence le système immunitaire par l'intermédiaire du cortisol et des catécholamines. Mais de même que ces dernières sont présentes dans le sang en permanence, le système immunitaire assure lui aussi un service en continu, dont les variations dépendent également de l'horloge biologique et du sommeil : en journée, quand les niveaux de cortisol et d'épinéphrine sont au plus haut (cf. figure 7.2), certains lymphocytes (comme les lymphocytes tueurs NK) et phagocytes (comme les neutrophiles) ont des niveaux élevés ; au cours de la nuit, lorsque les niveaux de cortisol sont faibles, c'est la production de lymphocytes de la mémoire immunitaire qui s'active [1].

Dès lors, en cas de restriction de sommeil, le taux de certaines cellules immunitaires est plus élevé qu'il ne devrait, comme l'ont démontré deux études conduites à l'Université libre de Bruxelles en 2007 et 2009, chacune avec des protocoles différents : les deux premières prévoyaient de soumettre respectivement des femmes âgées de 55-65 ans et des hommes âgés de 21-28 ans à trois nuits de quatre heures ; la troisième de restreindre le sommeil d'un groupe

1. Besedovsky *et al.* 2012.

d'hommes âgés de 22 à 29 ans à cinq nuits de cinq heures, à l'image d'une semaine de travail chargée ; la quatrième d'imposer à des hommes de 18-27 ans une nuit de deux heures de sommeil (entre 2 et 4 heures du matin) suivie d'une sieste d'une demi-heure en début d'après-midi (entre 13 heures et 13 h 30)[1]. Il est immédiatement apparu que plus la restriction était importante, plus le taux de neutrophiles était élevé. Or, ces phagocytes – en surabondance malgré l'absence d'infection – sont susceptibles de libérer des agents oxydatifs et protéolytiques, et d'endommager les parois vasculaires – une étude finlandaise menée en 2006 auprès de 219 hommes de 50-59 ans en atteste[2]. Une autre étude entreprise entre 1958 et 2002 (soit durant quarante-quatre ans) par les Instituts nationaux de la santé (NIH), à Baltimore, aux États-Unis, a mis en évidence que le risque, pour les hommes et les femmes, de mourir d'une maladie cardiovasculaire est près de 33 % plus élevé pour les personnes dont le taux sanguin de neutrophiles augmente régulièrement au fil des années (tout en restant à des niveaux à peine plus élevés que la normale)[3].

En cause, bien souvent, une absence de récupération suffisante. Nous l'avons vu avec le stress oxydatif : lorsque la dette de sommeil est étendue, "une nuit de récupération ne suffit pas pour revenir à un état d'équilibre[4]". Certaines études en ont approfondi l'analyse. Après une nuit de récupération de huit heures (à la suite d'une nuit de deux heures de

1. Boudjeltia *et al.* 2008 ; Kerkhofs *et al.* 2007 ; Boudjeltia & Faraut *et al.* 2011 ; Faraut *et al.* 2011.
2. Loimaala *et al.* 2006.
3. Ruggiero *et al.* 2007.
4. Cf. p. 129-130.

sommeil[1] ou d'une privation totale de sommeil de soixante-quatre heures[2]), pis encore après sept nuits de récupération (à la suite d'une privation de cinq nuits consécutives de cinq heures[3]), les taux de neutrophiles des participants n'étaient toujours pas redescendus à leur valeur normale. Dans mon étude de 2011, à l'Université libre de Bruxelles, il a fallu une nuit de dix heures pour retrouver un niveau de neutrophiles standard après une nuit d'à peine deux heures. Mais le plus intéressant, c'est qu'une sieste d'une demi-heure a eu le même résultat[4]. La chute des catécholamines et du cortisol induite par la sieste avait précipité celle des neutrophiles.

Et ce qui est vrai pour les cellules immunitaires l'est tout autant pour les molécules pro-inflammatoires. Nous avons dit, lorsqu'il était question de vous aider à contrôler votre stress, qu'une longue sieste de deux heures en début d'après-midi, après une nuit de privation totale de sommeil, permettait de faire chuter le taux sanguin d'interleukine-6, anormalement élevé[5]. Inversement, la privation de sommeil a pour conséquence de diminuer le taux de cette molécule dans la salive, alors qu'elle y est essentielle pour neutraliser les agents infectieux – attendu qu'en plus d'avoir des fonctions pro-inflammatoires l'interleukine-6 favorise la production d'anticorps par les lymphocytes[6].

1. Faraut *et al.* 2011.
2. Dinges *et al.* 1994.
3. Lasselin *et al.* 2015.
4. Faraut *et al.* 2011.
5. Vgontzas *et al.* 2007. À noter qu'à cet effet "anti-inflammatoire" de la sieste s'ajoute ici un effet analgésique dans la mesure où l'interleukine-6 est aussi un médiateur de la douleur (Zhou *et al.* 2016).
6. Kimura & Kishimoto 2010.

Il se trouve qu'une sieste de trente minutes, composée pour moitié de sommeil lent profond, est capable de ramener le taux salivaire d'interleukine-6 à des valeurs standard. C'est en tout cas ce qu'a démontré en 2015 l'une de nos études de l'Hôtel-Dieu, dans laquelle les participants n'avaient dormi que deux heures la nuit d'avant[1].

Autre cas de figure, présenté cette fois par une équipe du programme "Neuroscience et comportement" de l'université du Massachusetts auprès d'une sélection de 2 147 adultes âgés de 29 ans (en moyenne), constituée de courts, de moyens et de gros dormeurs, qui dans les sept derniers jours avaient pratiqué la sieste *quotidiennement* (3,5 %), *presque quotidiennement* (7,3 %), *très occasionnellement ou pas du tout* (89,2 %). La mesure de leur taux sanguin de protéine C-réactive, considéré comme un bon marqueur biologique de l'inflammation, fut éloquente : parmi les courts dormeurs (moins de cinq heures), ceux qui avaient fait la sieste presque tous les jours présentaient des valeurs moyennes de protéine C-réactives plus faibles que les non-siesteurs ou siesteurs très occasionnels – mais aussi significativement plus faibles que les siesteurs chroniques, chez qui les siestes longues et quotidiennes, répétons-le, sont un signe de dégradation de santé générale[2].

Aujourd'hui, de plus en plus de données expérimentales confirment que la restriction chronique de sommeil peut conduire à un processus inflammatoire à bas bruit[3]. En conséquence, tout porte à croire que les bienfaits *à court*

1. Faraut *et al.* 2015b.
2. Mantua & Spencer 2015.
3. Irwin *et al.* 2016.

terme de la sieste face au stress et aux processus immunitaires et inflammatoires induits par la dette de sommeil ont, *à long terme*, un effet protecteur face au risque cardiovasculaire.

INFIRMIÈRE DU CŒUR

S'il fallait retenir un chiffre de toutes les études statistiques qui fleurissent dans le monde et émaillent ce livre, ce serait celui-ci : près d'un tiers des accidents cardiovasculaires pourraient être évités si les habitants de cette planète s'accordaient un peu de temps pour faire la sieste.

Dès les années 1980, des scientifiques grecs de la faculté de médecine d'Athènes ont souligné les vertus de ce petit somme bienfaisant : quoique sur la base d'un échantillon de deux cents personnes seulement, leur étude aboutissait déjà à cette conclusion qu'avec la sieste le risque cardiovasculaire diminue d'un tiers[1]. Plus récemment, la même université a confirmé que la pratique de la sieste régulière – au moins une demi-heure trois fois par semaine – diminue d'autant le risque de mortalité coronarienne : cette fois, l'étude avait porté, durant six années, sur plus de 23 000 Grecs, des hommes et des femmes âgés de 20 à 86 ans et sélectionnés de telle façon que certains facteurs de comorbidité, comme le tabac, le surpoids, la sédentarité, le niveau d'éducation, le type de régime alimentaire, etc., ne brouillent pas les résultats[2]. Mieux, la pratique régulière ou occasionnelle

1. Trichopulos *et al.* 1987.
2. Naska *et al.* 2007.

de la sieste s'est révélée avoir un effet encore plus protecteur chez les hommes qui travaillent – et sont, par conséquent, potentiellement en dette de sommeil pendant la semaine : dans leur cas, le risque était deux fois moindre.

Restons en Méditerranée, mais de l'autre côté de l'Europe, en Espagne, derrière les beaux murs de l'université de Navarre, à Pampelune. Là, le suivi, six années durant, de 10 000 hommes et femmes âgés de 20 à 90 ans, exempts de toute maladie chronique et sans surpoids au moment de la sélection, a mis au jour que le risque de devenir obèse est deux fois plus grand pour les courts dormeurs (moins de cinq heures de sommeil par nuit) que pour les moyens dormeurs (sept à huit heures de sommeil par nuit), et surtout, là encore, qu'il diminue d'un tiers pour ceux – toutes catégories de dormeurs confondues – qui font une sieste quotidienne d'une demi-heure[1]. Cerise de l'étude sur le gâteau : ceux dont les siestes duraient plus longtemps n'en tiraient pas de bénéfice bien supérieur.

Et ce qui est vrai pour le climat méditerranéen semble se vérifier en d'autres points du globe. En Chine, si l'on en croit une récente étude du département de neurochirurgie d'un hôpital universitaire de Pékin portant sur plusieurs centaines de patients atteints d'anévrisme intracérébral, les deux tiers d'entre eux, qui pratiquaient régulièrement la sieste (courte ou longue), ont même vu le risque qu'ils encouraient de rupture d'anévrisme diminuer de moitié[2]. En fait, lorsqu'on croise les résultats de toutes les études qui, dans le monde, se sont intéressées au lien entre la sieste et

1. Sayón-Orea *et al.* 2013.
2. Kang *et al.* 2017.

le risque cardiovasculaire – l'université de Tokyo avait ainsi réussi à réunir, en 2015, plus de 150 000 participants âgés en majorité de plus de 50 ans (dont 60 % de femmes), sur une période d'observation moyenne de onze années –, il apparaît bel et bien que la pratique quotidienne d'une sieste de dix à trente minutes réduit significativement le risque de maladie cardiovasculaire, indépendamment de l'âge des dormeurs[1].

Seulement dix à trente petites minutes par jour…

Le jeu n'en vaut-il pas la chandelle ?

1. Yamada *et al.* 2015.

CONCLUSION

Si nous avons dû donner tant d'importance au long sommeil nocturne pour vous parler du court sommeil diurne, c'est parce qu'il est impossible de comprendre les vertus du second sans avoir en tête les bienfaits du premier. La sieste a les attributs d'un sommeil de nuit, mais n'en a pas la stature. C'est un sommeil de poche. Elle ne vient qu'en renfort, jamais en remplacement. Il faut d'abord veiller à bien dormir la nuit, et ensuite seulement offrir, par la sieste, à nos capacités physiques et cognitives, dégradées par d'involontaires privations de sommeil, le privilège d'être en partie, sinon totalement, restaurées. Si vous sentez le manque de sommeil dégrader votre état de santé, commencez toujours par vous réapproprier vos nuits : essayez de vous coucher une heure plus tôt, le soir, et de respecter vos fenêtres et vos besoins réels de sommeil.

Certes, le sommeil n'a pas vraiment meilleure réputation que la sieste. Surtout dans le monde du travail. Il importe de changer notre regard sur lui et d'en finir avec l'idée qu'il est une perte de temps, d'opportunités et d'argent. "J'aurai bien le temps de dormir après ma mort" est une ineptie ou une fanfaronnade. Tôt ou tard, à force de tirer sur la corde, l'intrépide sera rattrapé par tous les dangers que nous venons d'évoquer. Le sommeil, c'est la santé, et la sieste, son complément.

Par conséquent, méfiez-vous des technologies nouvelles qui voudraient vous faire croire qu'on peut optimiser le sommeil, et ainsi être toujours plus actifs et productifs pendant la veille. En arrière-plan, il y a souvent l'idée trompeuse qu'il y a un intérêt à dormir moins longtemps plutôt que d'essayer vainement de dormir à la mesure de ses besoins. Il existe des montres et autres objets connectés qui visent uniquement à nous donner des informations sur notre sommeil, c'est-à-dire principalement sur sa durée, sur le nombre de nos réveils et sur les pourcentages de nos différents stades de sommeil : en dehors du fait que ces "outils" sont une manière ludique de se familiariser avec le "petit train" du sommeil, ils fournissent des données parfois discutables, n'étant fondées que sur le rythme cardiaque et nos mouvements. Il existe aussi des procédés qui promettent d'interagir avec le cerveau, d'optimiser le sommeil en l'agrémentant de musique zen, de pluie amazonienne, de lumière rouge, de mots aléatoires favorisant l'endormissement, de stimulations sonores améliorant la qualité du sommeil, de lumière bleue entourée de chants d'oiseaux boostant notre réveil. Trop souvent, la seule certitude qu'offrent ces innovations, c'est leur prix, qui peut être exorbitant. Surmatelas connecté, cellules de sieste régénérante hyper-design, bars à sieste et fauteuils apesanteurs, casques de relaxation en réalité virtuelle, autant de business qui viennent occuper le dernier espace de vie encore non rentabilisé : notre sommeil, qui n'en demandait pas tant.

Car derrière tout ça, il y a le mythe du tout éveil, qui inspire grandement l'économie moderne. Un leurre qui consiste à croire qu'on peut contourner, à coups de technoscience, les rythmes de veille et de sommeil, et réduire nos besoins à leurs portions congrues, en les optimisant, comme si nous n'étions que de vulgaires machines. Cela profitera sans doute à quelques marchands, mais je ne crois pas que cela puisse améliorer notre qualité de vie, notre santé et notre créativité. Tout au plus cela comblera-t-il notre attirance servile pour les inépuisables nouveautés du monde connecté. Préservons donc notre ultime espace de liberté. Le sommeil n'a pas besoin d'être réinventé. Il a besoin d'être compris, respecté et protégé.

Le sommeil polyphasique, dont on entend çà et là vanter les mérites, et qui consisterait à fragmenter notre sommeil tout au long de la journée afin d'être toujours plus performant, participe de ce culte du héros moderne : celui "qui réussit". Tout au plus peut-on défendre le sommeil biphasique, qui n'est autre que l'association d'une nuit de sommeil malheureusement écourtée (d'une ou deux heures, selon les difficultés de chacun) à une sieste récupératrice de vingt à trente minutes en début d'après-midi. C'est précisément l'idée que nous défendons ici. Mais aucune étude, à ce jour, ne permet d'affirmer qu'un tel régime vaut mieux que le luxe de nuits pleines et entières.

Ce qui est sûr, en revanche, c'est que le fait d'opposer quotidiennement une sieste à une dette de sommeil est une médication naturelle et salutaire. Du matin au milieu de l'après-midi, la diversité des durées possibles de nos siestes – de dix à quatre-vingt-dix minutes, selon nos libertés, notre âge et nos besoins – en fait une arme aussi judicieuse que redoutable pour renforcer non seulement nos fonctions métaboliques, hormonales, immunitaires, somesthésiques ou cardiovasculaires, mais aussi notre vigilance, nos performances cognitives, notre mémoire, notre humeur, notre empathie ou notre créativité.

La sieste, comme le sommeil, nous parle du temps, de notre rapport au temps, dans un monde qui s'est donné pour règle de nous le voler. Faire la sieste, c'est reprendre un peu possession de soi, pour se construire et se reconstruire, jour après jour, vivre en meilleure santé, avoir l'esprit plus vif, plus inventif et forcément plus libre. C'est pourquoi nous devons, au plus vite, rétablir l'équilibre de notre sommeil. Les mots du philosophe Alain, placés en ouverture de ce livre, y exhortent comme une devise socratique : "Sachons dormir, nous saurons veiller." Je vous parlais de santé publique, mais le sommeil est plus largement un enjeu de société et de vie démocratique. Il faut dormir pour espérer penser.

L'APPEL DE LA SIESTE

PENSE-SIESTE
BIENFAITS ET ASTUCES

À chacun sa sieste !

Ces petits "aide-mémoire" se fondent sur des moyennes obtenues scientifiquement, mais pour la plupart en situation de privation de sommeil.

Les effets d'une sieste dépendent de trop de critères pour constituer une science exacte : votre âge, votre état de santé, votre dette de sommeil, votre niveau de nervosité, l'heure de la journée, la durée et la fréquence de vos siestes, la qualité de votre fauteuil ou de votre lit, etc., sont autant de critères qui moduleront les résultats de ces microcures de sommeil.

Toutefois, nos conseils satisfont bien des conditions. Profitez-en !

(Les durées de sieste indiquées correspondent aux temps de sommeil effectif.)

Règles d'or

• Écoutez votre corps et répondez vite à l'appel de la sieste : trop traîner compromet l'endormissement.

• Concentrez-vous sur votre respiration pour vous détendre et trouver plus vite le sommeil. En un mot, relaxez-vous.

• Auparavant, bannissez les écrans de vos appareils électroniques (ordinateurs, tablettes, smartphones, etc.) et leur lumière bleue.

• Choisissez de préférence un endroit calme et sombre.

• Plus vous ferez la sieste, plus il vous sera facile de la faire. Elle deviendra une douce habitude.

Quelle position pour le corps ?

• Idéale : allongé(e) sur un lit ou un canapé.

• Pratique : assis(e) sur un fauteuil – en inclinant le dossier d'au moins 40 degrés (par rapport à la position assise) et en maintenant votre nuque à l'aide d'un coussin tour de cou.

Sieste de 10 minutes

Avantages

• Garantit un réveil énergique.

• Efficace dès la 5e minute après le réveil : idéale avant un rendez-vous important.

• Très efficace sur le court terme (pendant les deux heures qui suivent) pour lutter contre la somnolence et redynamiser les performances cognitives.

• Idéale pour recouvrer rapidement des capacités physiques et/ou intellectuelles ponctuellement diminuées.

Inconvénients

• Peu efficace à long terme : en cas de dette de sommeil importante et de fatigue installée, cette sieste ne suffit pas pour affronter de longues périodes de veille.

Sieste de 20-30 minutes

Avantages

• Atténue la douleur, le stress ; renforce l'immunité ; réduit les risques de maladies ou d'accidents cardiovasculaires.

• Stimule la vigilance pendant plus de deux heures.

• Améliore l'humeur.

Inconvénients

• Peut provoquer une inertie au réveil (d'autant plus que la phase de sommeil lent profond aura été longue).

• Premiers effets après 20-30 minutes.

• Requiert au moins 30-40 minutes de disponibilité (compte tenu du temps d'endormissement).

Sieste de 1 à 2 heures

Avantages

• Idéale pour rembourser plus rapidement une dette de sommeil.

• Efficace avant d'entreprendre un travail de nuit : améliore significativement la vigilance et les performances cognitives pendant les cinq heures (au moins) qui suivent le réveil.

• Concourt à consolider la mémoire, booster la créativité et renforcer l'immunité.

(Une heure et demie de sieste correspond à un cycle entier de sommeil avec ses quatre stades.)

Inconvénients

• Inertie au réveil.

• Chez certaines personnes âgées, les siestes longues peuvent entrer en conflit avec leurs rythmes de veille et de sommeil, qui sont moins soumis à l'horloge biologique, et être associées à un déclin cognitif ainsi qu'à une augmentation des risques cardiovasculaires.

Stimuler votre créativité

• Avec des siestes de plus de 1 heure qui procurent un peu de sommeil paradoxal. Ou des siestes plus courtes si elles sont faites le matin.

Limiter votre stress et renforcer votre système immunitaire

• Avec des siestes de 30 minutes à 1 heure, de préférence en début d'après-midi. Plus le sommeil lent profond est présent, plus les effets seront manifestes.

Réduire les risques d'accidents cardiovasculaires

• Avec des siestes de 30 minutes, de préférence à la mi-journée (entre midi et 16 heures).

Les meilleures heures pour faire la sieste

• Le matin : entre 9 heures et midi pour récupérer un peu de sommeil paradoxal qu'une nuit interrompue trop tôt vous aura empêché d'avoir.

• Au milieu de la journée : entre midi et 16 heures pour les siestes de 10 à 30 minutes.

• En début d'après-midi, une sieste supérieure à 30 minutes sera plus riche en sommeil lent profond qu'en sommeil paradoxal pour les lève-tôt (chronotype matinal). Et plus riche en sommeil paradoxal qu'en sommeil lent profond pour les couche-tard (chronotype vespéral).

• Après 17 heures, ne faites plus de sieste supérieure à 20-30 minutes si vous voulez vous coucher vers 23 heures – il faut au moins six heures entre une sieste d'après-midi et votre nuit de sommeil.

Être dynamique au réveil

• Faites sonner votre réveil après 20 minutes si vous ne voulez pas prendre le risque d'entrer en phase de sommeil lent profond.

• Buvez une tasse de café juste avant de faire une sieste de 20 minutes : efficacité garantie.

• Utilisez une lampe de luminothérapie pour activer les systèmes d'éveil et réduire l'inertie du sommeil.

Mémento des stades de sommeil

Le sommeil de sieste, comme le sommeil nocturne, se divise en quatre stades qui conditionnent la qualité de votre récupération :

• Le sommeil lent léger (stades 1 et 2) : très présent en début de sieste et caractéristique des siestes courtes de 5-10 minutes, il apporte un regain d'énergie immédiat.

• Le sommeil lent profond (stade 3) : présent à partir d'une vingtaine de minutes de sommeil (ou avant en cas de forte dette de sommeil), il est le plus récupérateur, mais aussi celui qui produit la plus grande inertie au réveil (période de transition plus longue entre le sommeil et l'éveil).

• Le sommeil paradoxal (SP) : présent dans les siestes de plus de 1 heure (ou plus courtes à condition de les faire le matin), il booste la créativité, la mémoire et ouvre la porte aux rêves.

CRÉDITS DES FIGURES ET DES TABLEAUX

Figure 1.1 : © 2019, Brice Faraut/Actes Sud.

Figure 1.2 : Roenneberg *et al.* 2007, p. 434. © 2007, Elsevier Ltd. (adaptation).

Figure 1.3 : Ohayon *et al.* 2004, p. 1270. © 2004, Oxford University Press.

Figure 1.4 : Aeschbach *et al.* 2001, p. 499. © 2001, Elsevier Ltd. (adaptation).

Figure 2.1 : © 2019, Brice Faraut/Actes Sud.

Figure 2.2 : Takahashi *et al.* 1968, p. 2082. © 1968, The American Society for Clinical Investigation (adaptation).

Figure 2.3 : Lange *et al.* 2010, p. 49. © 2010, John Wiley and Sons (adaptation).

Figure 2.4 : Arnulf *et al.* 2014, p. 44. © 2014, Elsevier Inc.

Figure 3.1 : "2013 International Bedroom Poll", p. 9. © National Sleep Foundation (adaptation).

Tableau 3.2 : "Le travail de nuit en 2012", *Dares Analyses*, 2014, p. 2. Insee, enquête Emploi 2012, calculs DARES. © Direction de l'animation de la recherche, des études et des statistiques.

Tableau 3.3 : "Le travail de nuit en 2012", *Dares Analyses*, 2014, p. 3. Insee, enquêtes Emploi, calculs DARES. © Direction de l'animation de la recherche, des études et des statistiques.

Tableau 4.1 : Johns 1991, p. 540-545. © 1991, American Sleep Disorders Association and Sleep Research Society.

Figure 5.1 : Evans *et al.* 1977, p. 688. © 1977, The American Association for the Advancement of Science.

Tableau 5.2 : “2013 International Bedroom Poll”, p. 12. © National Sleep Foundation (adaptation).

Figure 5.3 : “Sommeil et transports”, résultats de l’enquête INSV-MGEN. © 2014, Institut national du sommeil et de la vigilance.

Figures 6.1(a, b, c) : Tietzel & Lack 2002, p. 216 et 217. © 2002, John Wiley and Sons.

Figures 6.2 : Brooks & Lack 2006, p. 835 (fig. a, b, e, f). © 2006, Oxford University Press (adaptation).

Figures 6.3 : Schweitzer *et al.* 2006, p. 44. © 2006, Oxford University Press.

Figure 6.4 : Morita *et al.* 2016, p. 114. © 2016, Elsevier Ltd. (adaptation).

Figure 6.5 : Mednick *et al.* 2003, p. 697. © 2003, Springer Nature (adaptation).

Figure 6.6 : Mantua & Spencer 2017, p. 23. © 2017, Elsevier B. V. (adaptation).

Figure 6.7 : Kurdziel *et al.* 2013, p. 17269. © 2013, Proceedings of the National Academy of Science of the United States of America.

Figure 7.1 : Sagaspe *et al.* 2007, p. 1810. © 2007, Oxford University Press.

Figure 7.2 : Dimitrov *et al.* 2009, p. 5138. © 2009, The American Society of Hematology (adaptation).

Figure 7.3 : Gronfier *et al.* 1998, p. 96. © 1998, The American Physiological Society.

BIBLIOGRAPHIE

ADRIEN J., "Neurobiological bases for the relation between sleep and depression", *Sleep Med. Rev.*, 6(5), oct. 2002, p. 341-351.

ADRIEN J., "Dormir ? Comment et pourquoi", *in* S. Royant-Parola (sous la dir.), *Les Mécanismes du sommeil. Rythmes et pathologies*, Le Pommier, 2007.

AESCHBACH D., POSTOLACHE T. T., SHER L., MATTHEWS J. R., JACKSON M. A., WEHR T. A., "Evidence from the waking electroencephalogram that short sleepers live under higher homeostatic sleep pressure than long sleepers", *Neuroscience*, 102(3), 2001, p. 493-502.

AESCHBACH D., SHER L., POSTOLACHE T. T., MATTHEWS J. R., JACKSON M. A., WEHR T. A., "A longer biological night in long sleepers than in short sleepers", *The Journal of Clinical Endocrinology & Metabolism*, 88(1), 2003, p. 26-30.

ÅKERSTEDT T., BASSETTI C., CIRIGNOTTA F., GARCÍA-BORREGUERO D., GONÇALVES M., HORNE J., LÉGER D., PARTINEN M., PENZEL T., PHILIP P., VERSTER J. C., *La Somnolence au volant. Livre blanc*, ASFA, INSV, 2013.

ALAIN, *Propos I*, "Persuasion" [1921], coll. "Bibliothèque de la Pléiade", Gallimard, 1956, p. 330-332.

ALEXANDRE C., LATREMOLIERE A., FERREIRA A., MIRACCA G., YAMAMOTO M., SCAMMELL T. E., WOOLF C. J., "Decreased alertness due to sleep loss increases pain sensitivity in mice", *Nat. Med.*, 23(6), juin 2017, p. 768-774.

Allan J. S., Czeisler C. A., "Persistence of the circadian thyrotropin rhythm under constant conditions and after light-induced shifts of circadian phase", *J. Clin. Endocrinol. Metab.*, 79(2), août 1994, p. 508-512.

Allebrandt K. V., Amin N., Müller-Myhsok B., Esko T., Teder-Laving M., Azevedo R. V., Hayward C., Van Mill J., Vogelzangs N., Green E. W., Melville S. A., Lichtner P., Wichmann H. E., Oostra B. A., Janssens A. C., Campbell H., Wilson J. F., Hicks A. A., Pramstaller P. P., Dogas Z., Rudan I., Merrow M., Penninx B., Kyriacou C. P., Metspalu A., Van Duijn C. M., Meitinger T., Roenneberg T., "A K(ATP) channel gene effect on sleep duration: from genome-wide association studies to function in Drosophila", *Molecular Psychiatry*, 18(1), janv. 2013, p. 122-132.

ANSES 2018 : https://www.anses.fr/en/system/files/NUT2016SA0209.pdf.

Arnulf I., Grosliere L., Le Corvec T., Golmard J. L., Lascols O., Duguet A., "Will students pass a competitive exam that they failed in their dreams?", *Conscious. Cogn.*, oct. 2014, p. 36-47.

Aubert C., "Longévité, les limites d'une espérance", *Le Monde diplomatique*, juin 2018.

Axelsson J., Ingre M., Åkerstedt T., Holmbäck U., "Effects of acutely displaced sleep on testosterone", *The Journal of Clinical Endocrinology & Metabolism*, 90(8), août 2005, p. 4530-4535.

Ayas N. T., White D. P., Manson J. E., Stampfer M. J., Speizer F. E., Malhotra A., Hu F. B., "A prospective study of sleep duration and coronary heart disease in women", *Arch. Intern. Med.*, 163(2), janv. 2003, p. 205-209.

Banks S., Dinges D. F., "Behavioral and physiological consequences of sleep restriction", *J. Clin. Sleep Med.*, 3(5), août 2007, p. 519-528.

Basner M., Spaeth A. M., Dinges D. F., "Sociodemographic characteristics and waking activities and their role in the timing and duration of sleep", *Sleep*, 37(12), déc. 2014, p. 1889-1906.

Baum K. T., Desai A., Field J., Miller L. E., Rausch J., Beebe D. W., "Sleep restriction worsens mood and emotion regulation in adolescents", *J. Child Psychol. Psychiatry*, 55(2), 2014, p. 180-190.

Bayon V., Leger D., Gomez-Merino D., Vecchierini M. F., Chennaoui M., "Sleep debt and obesity", *Ann. Med.*, 46(5), août 2014, p. 264-272.

Beck F., Gautier A., Guignard R., Richard J.-B. (dir.), *Baromètre santé 2010. Attitudes et comportements de santé*, INPES, Saint-Denis, 2012.

Benedict C., Scheller J., Rose-John S., Born J., Marshall L., "Enhancing influence of intranasal interleukin-6 on slow-wave activity and memory consolidation during sleep", *FASEB J.*, 23(10), oct. 2009, p. 3629-3636.

Besedovsky L., Lange T., Born J., "Sleep and immune function", *Pflugers Arch.*, 463(1), janv. 2012, p. 121-137.

Besedovsky L., Ngo H.-V. V., Dimitrov S., Gassenmaier C., Lehmann R., Born J., "Auditory closed-loop stimulation of EEG slow oscillations strengthens sleep and signs of its immune- supportive function", *Nature Communications*, 8, art. 1984, déc. 2017.

Billiard M., *Le Sommeil et l'Éveil*, Masson, 2000.

Billiard M., Dauvilliers Y. [2005], *Les Troubles du sommeil*, Masson, rééd. 2011.

Blanco R. A., Ziegler T. R., Carlson B. A., Cheng P. Y., Park Y., Cotsonis G. A., Accardi C. J., Jones D. P., "Diurnal variation in glutathione and cysteine redox states in human plasma", *Am. J. Clin. Nutr.*, 86(4), oct. 2007, p. 1016-1023.

Born J., Hansen K., Marshall L., Mölle M., Fehm H. L., "Timing the end of nocturnal sleep", *Nature*, 397(6714), janv. 1999, p. 29-30.

Boudjeltia K. Z., Faraut B., Stenuit P., Esposito M. J., Dyzma M., Brohée D., Ducobu J., Vanhaeverbeek M., Kerkhofs M., "Sleep restriction increases white blood cells, mainly neutrophil count, in young healthy men: a pilot study", *Vasc. Health Risk Manag.*, 4(6), déc. 2008, p. 1467-1470.

Boudjeltia K. Z., Faraut B., Esposito M. J., Stenuit P., Dyzma M., Van Antwerpen P., Brohée D., Vanhamme L., Moguilevsky N., Vanhaeverbeek M., Kerkhofs M., "Temporal dissociation between myeloperoxidase (MPO)-modified LDL and MPO elevations during chronic sleep restriction and recovery in healthy young men", *PLoS One*, 6(11), nov. 2011.

Bouscoulet L. T., Vázquez-García J. C., Muiño A., Márquez M., López M. V., Oca M. M. de, Talamo C., Valdivia G., Pertuze J., Menezes A. M., Pérez-Padilla R., "Prevalence of sleep related symptoms in four Latin American cities", *J. Clin. Sleep Med.*, 4(6), déc. 2008, p. 579-585.

Bremner W. J., "Testosterone deficiency and replacement in older men", *N. Engl. J. Med.*, juil. 2010, 363(2), p. 189-191.

Brescianini S., Volzone A., Fragnani C., Patriarca V., Grimaldi V., Lanni R., Serino L., Mastroiacovo P., Stazi M. A., "Genetic and environmental factors shape infant sleep patterns: a study of 18-month-old twins", *Pediatrics*, 127(5), mai 2011, p. 1296-1302.

Brooks A., Lack L., "A brief afternoon nap following nocturnal sleep restriction: which nap duration is most recuperative?", *Sleep*, 29(6), juin 2006, p. 831-840.

Brygo J., "Le routier américain, une icône en voie de disparition", *Le Monde diplomatique*, août 2018, p. 5.

CAI D. J., MEDNICK S. A., HARRISON E. M., KANADY J. C., MEDNICK S. C., "REM, not incubation, improves creativity by priming associative networks", *PNAS,* 106(25), juin 2009, p. 10130-10134.

CAJOCHEN C., "Alerting effects of light", *Sleep Med. Rev.*, 11(6), déc. 2007, p. 453-464.

CAO Z., SHEN L., WU J., YANG H., FANG W., CHEN W., YUAN J., WANG Y., LIANG Y., WU T., "The effects of midday nap duration on the risk of hypertension in a middle-aged and older Chinese population: a preliminary evidence from the Tongji-Dongfeng Cohort Study, China", *J. Hypertens.*, 32(10), oct. 2014, p. 1993-1998.

CAPPUCCIO F. P., MILLER M. A., LOCKLEY S. W., *Sleep, Health and Society: From Aetiology to Public Health*, Oxford University Press, Oxford, 2010.

CAPPUCCIO F. P., COOPER D., D'ELIA L., STRAZZULLO P., MILLER M. A., "Sleep duration predicts cardiovascular outcomes: a systematic review and meta-analysis of prospective studies", *Eur. Heart J.*, 32(12), juin 2011, p. 1484-1492.

CHALLAMEL M.-J., THIRION M., *Le Sommeil, le rêve et l'enfant*, Albin Michel, 1999.

CHANG H.-M., MAI F.-D., CHEN B.-J., WU U.-I., HUANG Y.-L., LAN C.-T., LING Y.-C., "Sleep deprivation predisposes liver to oxidative stress and phospholipid damage: a quantitative molecular imaging study", *J. Anat.*, 212(3), avril 2008, p. 295-305.

CHELLAPPA S. L., STEINER R., OELHAFEN P., LANG D., GÖTZ T., KREBS J., CAJOCHEN C., "Acute exposure to evening blue-enriched light impacts on human sleep", *J. Sleep Res.*, 22(5), oct. 2013, p. 573-580.

CIRC, "Painting firefighting, and shiftwork", *IARC Monogr. Eval. Carcinog. Risks Hum.*, 98, 2010, p. 9-764.

COHEN S., DOYLE W. J., ALPER C. M., JANICKI-DEVERTS D., TURNER R. B., "Sleep habits and susceptibility to the common cold", *Arch. Intern. Med.*, 169(1), janv. 2009, p. 62-67.

COLLIS S. J. & BOULTON S. J., “Emerging links between the biological clock and the DNA damage response”, *Chromosoma*, 116(4), août 2007, p. 331-339.

CORDI M. J., SCHLARB A. A., RASCH B., “Deepening sleep by hypnotic suggestion”, *Sleep*, 37(6), juin 2014, p. 1143-1152.

COREN S., “Sleep deprivation, psychosis and mental efficiency”, *Psychiatric Times*, 15(3), mars 1998.

CRARY J., *24/7. Le capitalisme à l'assaut du sommeil*, Zones, 2014.

CROSS N., TERPENING Z., ROGERS N. L., DUFFY S. L., HICKIE I. B., LEWIS S. J., NAISMITH S. L., “Napping in older people « at risk » of dementia: relationships with depression, cognition, medical burden and sleep quality”, *J. Sleep Res.*, 24(5), oct. 2015, p. 494-502.

DAHL R. E., “Biological, developmental, and neurobehavioral factors relevant to adolescent driving risks”, *Am. J. Prev. Med.*, 35(3 suppl.), sept. 2008, p. 278-284.

DALÍ S., *50 secrets magiques*, Denoël, 1974.

DEBELLEMANIERE E., GOMEZ-MERINO D., ERBLANG M., DOREY R., GENOT M., PERREAUT-PIERRE E., PISANI A., ROCCO L., SAUVET F., LÉGER D., RABAT A., CHENNAOUI M., “Using relaxation techniques to improve sleep during naps”, *Ind. Health*, 56(3), juin 2018, p. 220-227.

DEJOURS C., *Souffrance en France. La banalisation de l'injustice sociale*, Seuil, 1998.

DEJOURS C., “Activisme professionnel : masochisme, compulsivité ou aliénation ?” [2004], in *Situations du travail*, PUF, 2016.

DE VIVO L., BELLESI M., MARSHALL W., BUSHONG E. A., ELLISMAN M. H., TONONI G., CIRELLI C., “Ultrastructural evidence for synaptic scaling across the wake/sleep cycle”, *Science*, 355(6324), fév. 2017, p. 507-510.

DICKINSON D. L., WOLKOW A. P., RAJARATNAM S. M. W., DRUMMOND S. P. A., “Personal sleep debt and daytime sleepiness mediate the relationship between sleep and mental health outcomes in young adults", *Depress. Anxiety*, 35(8), août 2018, p. 775-783.

Diekelmann S., Landolt H. P., Lahl O., Born J., Wagner U., "Sleep loss produces false memories", *PLoS One*, 3(10), 2008.

Diering G. H., Nirujogi R. S., Roth R. H., Worley P. F., Pandey A., Huganir R. L., "Homer1a drives homeostatic scaling-down of excitatory synapses during sleep", *Science*, 355(6324), fév. 2017, p. 511-515.

Dijk D.-J., Archer S. N., "PERIOD3, circadian phenotypes, and sleep homeostasis", *Sleep Medicine Reviews*, 14, 2010, p. 151-160.

Dimitrov S., Benedict C., Heutling D., Westermann J., Born J., Lange T., "Cortisol and epinephrine control opposing circadian rhythms in T cell subsets", *Blood*, 113(21), mai 2009, p. 5134-5143.

Dinges D. F., "Adult napping and its effects on ability to function", *in* C. Stampi (éd.), *Why We Nap: Evolution, Chronobiology, and Functions of Polyphasic and Ultrashort Sleep*, Birkhäuser, Boston, MA, 1992, p. 118-134.

Dinges D. F., Douglas S. D., Zaugg L., Campbell D. E., McMann J. M., Whitehouse W. G., Orne E. C., Kapoor S. C., Icaza E., Orne M. T., "Leukocytosis and natural killer cell function parallel neurobehavioral fatigue induced by 64 hours of sleep deprivation", *J. Clin. Invest.*, 93(5), mai 1994, p. 1930-1939.

Dudley C. A., Erbel-Sieler C., Estill S. J., Reick M., Franken P., Pitts S., McKnight S. L., "Altered patterns of sleep and behavioral adaptability in NPAS2-deficient mice", *Science*, 301(5631), juil. 2003, p. 379-383.

Duffy J. F., Cain S. W., Chang A.-M., Phillips A. J. K., Münch M. Y., Gronfier C., Wyatt J. K., Dijk D. J., Wright K. P., Czeisler C. A., "Sex difference in the near-24-hour intrinsic period of the human circadian timing system", *PNAS*, 108(3), 2011.

Edwards R. R., Almeida D. M., Klick B., Haythornthwaite J. A., Smith M. T., "Duration of sleep contributes to next-day pain report in the general population", *Pain*, 137(1), juil. 2008, p. 202-207.

Evans F. J., Cook M. R., Cohen H. D., Orne E. C., Orne M. T., "Appetitive and replacement naps: EEG and behavior", *Science*, 197(4304), août 1977, p. 687-689.

Everson C. A., "Sustained sleep deprivation impairs host defense", *Am. J. Physiol.*, 265(5/2), nov. 1993, p. 1148-1154.

Everson C. A., Laatsch C. D., Hogg N., "Antioxidant defense responses to sleep loss and sleep recovery", *Am. J. Physiol. Regul. Integr. Comp. Physiol.*, 288(2), fév. 2005, p. 374-383.

Faraut B., Boudjeltia K. Z., Dyzma M., Rousseau A., David E., Stenuit P., Franck T., Van Antwerpen P., Vanhaeverbeek M., Kerkhofs M., "Benefits of napping and an extended duration of recovery sleep on alertness and immune cells after acute sleep restriction", *Brain Behav. Immun.*, 25(1), janv. 2011, p. 16-24.

Faraut B., Touchette E., Gamble H., Royant-Parola S., Safar M. E., Varsat B., Léger D., "Short sleep duration and increased risk of hypertension: a primary care medicine investigation", *J. Hypertens.*, 30(7), juil. 2012, p. 1354-1363.

Faraut B., Bayon V., Léger D., "Neuroendocrine, immune and oxidative stress in shift workers", *Sleep Med. Rev.*, 17(6), déc. 2013, p. 433-444.

Faraut B., Léger D., Medkour T., Dubois A., Bayon V., Chennaoui M., Perrot S., "Napping reverses increased pain sensitivity due to sleep restriction", *PLoS One*, 20(2), fév. 2015a.

Faraut B., Nakib S., Drogou C., Elbaz M., Sauvet F., De Bandt J. P., Léger D., "Napping reverses the salivary interleukin-6 and urinary norepinephrine changes induced by sleep restriction", *J. Clin. Endocrinol. Metab.*, 100(3), mars 2015b, p. 416-426.

FARAUT B., ANDRILLON T., VECCHIERINI M.-F., LÉGER D., "Napping: a public health issue from epidemiological to laboratory studies", *Sleep Medicine Reviews*, 35, oct. 2017, p. 85-100.

FARAUT B., LÉGER D., DROGOU C., GAURIAU C., DUBOIS A., SERVONNET A., VAN BEERS P., GUILLARD M., GOMEZ D., ANDRILLON T., CHENNAOUI M., "Blue light prevents psychobiological stress and neurobehavioral deficits induced by semi-ecological sleep restriction" (art. soumis).

FERNANDEZ G., GATOUNES F., HERBAIN P., VALLEJO P., *Nous, conducteurs de trains*, La Dispute, 2003.

FERRIE J. E., SHIPLEY M. J., CAPPUCCIO F. P., BRUNNER E., MILLER M. A., KUMARI M., MARMOT M. G., "A prospective study of change in sleep duration: associations with mortality in the Whitehall II cohort", *Sleep*, 30(12), déc. 2007, p. 1659-1666.

FICCA G., AXELSSON J., MOLLICONE D. J., MUTO V., VITIELLO M. V., "Naps, cognition and performance", *Sleep Med. Rev.*, 14(4), août 2010, p. 249-258.

FISCHER S., HALLSCHMID M., ELSNER A. L., BORN J., "Sleep forms memory for finger skills", *PNAS*, 99(18), sept. 2002, p. 11987-11991.

FRANKEN P., LOPEZ-MOLINA L., MARCACCI L., SCHIBLER U., TAFTI M., "The transcription factor DBP affects circadian sleep consolidation and rhythmic EEG activity", *J. Neurosci.*, 20(2), janv. 2000, p. 617-625.

FRANKEN P., DUDLEY C. A., ESTILL S. J., BARAKAT M., THOMASON R., O'HARA B. F., MCKNIGHT S. L., "NPAS2 as a transcriptional regulator of non-rapid eye movement sleep: genotype and sex interactions", *PNAS*, 103(18), mai 2006, p. 7118-7123.

FRÖBERG J. E., "Twenty-four-hour patterns in human performance, subjective and physiological variables and differences between morning and evening active subjects", *Biol. Psychol.*, 5(2), juin 1977, p. 119-134.

GAIS S., ALBOUY G., BOLY M., DANG-VU T. T., DARSAUD A., DESSEILLES M., RAUCHS G., SCHABUS M., STERPENICH V., VANDEWALLE G., MAQUET P., PEIGNEUX P., "Sleep transforms the cerebral trace of declarative memories", *PNAS*, 104(47), nov. 2007, p. 18778-18783.

GAMBLE K. L., MOTSINGER-REIF A. A., HIDA A., BORSETTI H. M., SERVICK S. V., CIARLEGLIO C. M., ROBBINS S., HICKS J., CARVER K., HAMILTON N., WELLS N., SUMMAR M. L., MCMAHON D. G., JOHNSON C. H., "Shift work in nurses: contribution of phenotypes and genotypes to adaptation", *PLoS One*, 6(4), avril 2011.

GANGWISCH J. E., HEYMSFIELD S. B., BODEN-ALBALA B., BUIJS R. M., KREIER F., PICKERING T. G., RUNDLE A. G., ZAMMIT G. K., MALASPINA D., "Sleep duration as a risk factor for diabetes incidence in a large US sample", *Sleep*, 30(12), déc. 2007, p. 1667-1673.

GARBARINO S., MASCIALINO B., PENCO M. A., SQUARCIA S., DE CARLI F., NOBILI L., BEELKE M., CUOMO G., FERRILLO F., "Professional shift-work drivers who adopt prophylactic naps can reduce the risk of car accidents during night work", *Sleep*, 27(7), nov. 2004, p. 1295-1302.

GARBARINO S., DURANDO P., GUGLIELMI O., DINI G., BERSI F., FORNARINO S., TOLETONE A., CHIORRI C., MAGNAVITA N., "Sleep apnea, sleep debt and daytime sleepiness are independently associated with road accidents. A cross-sectional study on truck drivers", *PLoS One*, 11(11), nov. 2016.

GARNIER G., *L'Oubli des peines. Une histoire du sommeil (1700-1850)*, Rennes, Presses universitaires de Rennes, 2013.

GENZEL L., KROES M. C., DRESLER M., BATTAGLIA F. P., "Light sleep versus slow wave sleep in memory consolidation: a question of global versus local processes?", *Trends Neurosci.*, 37(1), janv. 2014, p. 10-19.

GOICHOT B., BRANDENBERGER G., SAINI J., WITTERSHEIM G., FOLLENIUS M., "Nocturnal plasma thyrotropin variations are related to slow-wave sleep", *J. Sleep Res.*, 1(3), sept. 1992, p. 186-190.

Gottlieb D. J., Punjabi N. M., Newman A. B., Resnick H. E., Redline S., Baldwin C. M., Nieto F. J., "Association of sleep time with diabetes mellitus and impaired glucose tolerance", *Arch. Intern. Med.*, 165(8), avril 2005, p. 863-867.

Granda T. G., Liu X.-H., Smaaland R., Cermakian N., Filipski E., Sassone-Corsi P., Lévi F., "Circadian regulation of cell cycle and apoptosis proteins in mouse bone marrow and tumor", *FASEB J.*, 9(2), fév. 2005, p. 304-306.

Gronfier C., "Hommes et femmes : à chacun son horloge…", communiqué – salle de presse Inserm, 2011 : https://presse.inserm.fr/hommes-et-femmes-a-chacun-son-horloge/13656.

Gronfier C., "Horloge circadienne et fonctions non visuelles : rôle de la lumière chez l'Homme", *Biol. Aujourd'hui*, 208(4), 2014, p. 261-267.

Gronfier C., Chapotot F., Weibel L., Jouny C., Piquard F., Brandenberger G., "Pulsatile cortisol secretion and EEG delta waves are controlled by two independent but synchronized generators", *Am. J. Physiol.*, 275(1), juil. 1998, p. 94-100.

Gujar N., McDonald S. A., Nishida M., Walker M. P., "A role for REM sleep in recalibrating the sensitivity of the human brain to specific emotions", *Cereb. Cortex*, 21(1), janv. 2011, p. 115-123.

Gulia K. K., Kumar V. M., "Sleep disorders in the elderly: a growing challenge", *Psychogeriatrics*, 18(3), mai 2018, p. 155-165.

Hamermesh D. S., Stancanelli E., "Long workweeks and strange hours", *ILR Review*, Cornell University, ILR School, 68(5), oct. 2015, p. 1007-1018.

Harman S. M., Metter E. J., Tobin J. D., Pearson J., Blackman M. R., "Longitudinal effects of aging on serum total and free testosterone levels in healthy men. Baltimore Longitudinal Study of Aging", *J. Clin. Endocrinol. Metab.*, 86(2), fév. 2001, p. 724-731.

HAYASHI M., MASUDA A., HORI T., "The alerting effects of caffeine, bright light and face washing after a short daytime nap", *Clin. Neurophysiol.*, 114(12), déc. 2003, p. 2268-2278.

HAYASHI M., MOTOYOSHI N., HORI T., "Recuperative power of a short daytime nap with or without stage 2 sleep", *Sleep*, 28(7), juil. 2005, p. 829-836.

HE Y., JONES C. R., FUJIKI N., XU Y., GUO B., HOLDER J. L., ROSSNER M. J., NISHINO S., FU Y. H., "The transcriptional repressor DEC2 regulates sleep length in mammals", *Science*, 325(5942), août 2009, p. 866-870.

HESLOP P., SMITH G. D., METCALFE C., MACLEOD J., HART C., "Sleep duration and mortality: the effect of short or long sleep duration on cardiovascular and all-cause mortality in working men and women", *Sleep Med.*, 3(4), juil. 2002, p. 305-314.

HODDES E., ZARCONE V., SMYTHE H., PHILLIPS R., DEMENT W. C., "Quantification of sleepiness: a new approach", *Psychophysiology*, 10(4), juil. 1973, p. 431-436.

HORVÁTH K., MYERS K., FOSTER R., PLUNKETT K., "Napping facilitates word learning in early lexical development", *J. Sleep Res.*, 24(5), oct. 2015, p. 503-509.

HUBLIN C., KAPRIO J., PARTINEN M., KOSKENVUO M., "Insufficient sleep – a population-based study in adults", *Sleep*, 24(4), fév. 2001.

INPES (Institut national de prévention et d'éducation pour la santé) 2005 : http://inpes.santepubliquefrance.fr/Barometres/barometre-sante-2010/pdf/SH-depression.pdf.

INSV (Institut national du sommeil et de la vigilance), "La journée du sommeil", 2004-2018 : https://institut-sommeil-vigilance.org/archives.

IRWIN M., MCCLINTICK J., FORTNER M., WHITE J., GILLIN J. C., "Partial night deprivation reduces natural killer and cellular immune responses in humans", *FASEB J.*, 10, 1996, p. 643-653.

Irwin M., Thompson J., Miller C., Gillin J. C., Ziegler M., "Effects of sleep and sleep deprivation on catecholamine and interleukin-2 levels in humans: clinical implications", *J. Clin. Endocrinol. Metab.*, 84(6), juin 1999, p. 1979-1985.

Irwin M. R., Olmstead R., Carroll J. E., "Sleep disturbance, sleep duration, and inflammation: a systematic review and meta-analysis of cohort studies and experimental sleep deprivation", *Biol. Psychiatry*, 80(1), juil. 2016, p. 40-52.

Jaadane I., Villalpando Rodriguez G. E., Boulenguez P., Chahory S., Carré S., Savoldelli M., Jonet L., Behar-Cohen F., Martinsons C., Torriglia A., "Effects of white light-emitting diode (LED) exposure on retinal pigment epithelium in vivo", *J. Cell. Mol. Med.*, 21(12), déc. 2017, p. 3453-3466.

Jakubowski K. P., Hall M. H., Lee L., Matthews K. A., "Temporal relationships between napping and nocturnal sleep in healthy adolescents", *Behav. Sleep Med.*, 15(4), juil.-août 2017, p. 257-269.

Johns M. W., "A new method for measuring day time sleepiness: The Epworth sleepiness scale" *Sleep*, 14(6), déc. 1991.

Jouvet M., *Pourquoi rêvons-nous ? Pourquoi dormons-nous ? Où, quand, comment ?*, Odile Jacob, 2000.

Jung C. M., Melanson E. L., Frydendall E .J., Perreault L., Eckel R. H., Wright K. P., "Energy expenditure during sleep, sleep deprivation and sleep following sleep deprivation in adult humans", *J. Physiol.*, 589(1), janv. 2011, p. 235-244.

Kaida K., Takahashi M., Otsuka Y., "A short nap and natural bright light exposure improve positive mood status", *Ind. Health*, 45(2), avril 2007, p. 301-308.

Kanabrocki E. L., Murray D., Hermida R. C., Scott G. S., Bremner W. F., Ryan M., "Circadian variation in oxidative stress markers in healthy and type II diabetic men", *Chronobiol. Int.*, 19, mars 2002, p. 423-439.

Kang H., Feng X., Zhang B., Guo E., Wang L., Qian Z., Liu P., Wen X., Xu W., Li Y., Jiang C., Wu Z., Zhang H., Liu A., "The siesta habit is associated with a decreased risk of rupture of intracranial aneurysms", *Front. Neurol.*, 8, sept. 2017, p. 451.

Karacan I., Moore C. A., Hirshkowitz M., Sahmay S., Narter E. M., Tokat Y., Tuncel L., "Uterine activity during sleep", *Sleep*, 9(3), 1986, p. 393-398.

Kerkhofs M., *Le Sommeil de A à Zzzz*, Labor, 2000.

Kerkhofs M., Boudjeltia K. Z., Stenuit P., Brohée D., Cauchie P., Vanhaeverbeek M., "Sleep restriction increases blood neutrophils, total cholesterol and low density lipoprotein cholesterol in postmenopausal women: a preliminary study", *Maturitas*, 56(2), fév. 2007, p. 212-215.

Kim H. M., Lee S. W., "Beneficial effects of appropriate sleep duration on depressive symptoms and perceived stress severity in a healthy population in Korea", *Korean J. Fam. Med.*, 39(1), janv. 2018, p. 57-61.

Kimura A., Kishimoto T., "IL-6: regulator of Treg/Th17 balance", *Eur. J. Immunol.*, 40(7), juil. 2010, p. 1830-1835.

King C. R., Knutson K. L., Rathouz P. J., Sidney S., Liu K., Lauderdale D. S., "Short sleep duration and incident coronary artery calcification", *JAMA*, 300(24), déc. 2008, p. 2859-2866.

Klauer S. G., Dingus T. A., Neale V. L., Sudweeks J. D., Ramsey D. J., "The impact of driver inattention on near-crash/crash risk: an analysis using the 100 – car naturalistic driving study data", National Highway Traffic Safety Administration, Washington, 2006.

Knutson K. L., Van Cauter E., Rathouz P. J., DeLeire T., Lauderdale D. S., "Trends in the prevalence of short sleepers in the USA: 1975-2006", *Sleep*, 33(1), janv. 2010, p. 37-45.

Koch P., Montagner H., Soussignan R., "Variations of behavioral and physiological variables in children attending kindergarten and primary school", *Chronobiology International*, n° 4, fév. 1987, p. 525-535.

KOMADA Y., ASAOKA S., ABE T., MATSUURA N., KAGIMURA T., SHIRAKAWA S., INOUE Y., "Relationship between napping pattern and nocturnal sleep among Japanese nursery school children", *Sleep Med.*, 13(1), janv. 2012, p. 107-110.

KRIPKE D. F., GARKINFEL L., WINGARD D. L., KLAUBER M. R., MARLER M. R., "Mortality associated with sleep duration and insomnia", *Arch. Gen. Psychiatry*, 59(2), fév. 2002, p. 131-136.

KURDZIEL L., DUCLOS K., SPENCER R. M. C., "Sleep spindles in midday naps enhance learning in preschool children", *PNAS*, 110(43), oct. 2013, p. 17267-17272.

LAHL O., WISPEL C., WILLIGENS B., PIETROWSKY R., "An ultra short episode of sleep is sufficient to promote declarative memory performance", *J. Sleep Res.*, 17(1), mars 2008, p. 3-10.

LAMPL M., JOHNSON M. L., "Infant growth in length follows prolonged sleep and increased naps", *Sleep*, 34(5), mai 2011, p. 641-650.

LANGE T., PERRAS B., FEHM H. L., BORN J., "Sleep enhances the human antibody response to hepatitis A vaccination", *Psychosom. Med.*, 65(5), sept.-oct. 2003, p. 831-835.

LANGE T., DIMITROV S., BORN J., "Effects of sleep and circadian rhythm on the human immune system", *Ann. N. Y. Acad. Sci.*, 1193(1), avril 2010, p. 48-59.

LANGE T., BORN J., "The immune recovery function of sleep – Tracked by neutrophil counts", *Brain Behav. Immun.*, 25(1), janv. 2011, p. 14-15.

LASSELIN J., REHMAN J. U., ÅKERSTEDT T., LEKANDER M., AXELSSON J., "Effect of long-term sleep restriction and subsequent recovery sleep on the diurnal rhythms of white blood cell subpopulations", *Brain Behav. Immun.*, 47, juil. 2015, p. 93-99.

Lavie P., “Ultradian rhythms in arousal – the problem of masking”, *Chronobiol. Int.*, 6(1), 1989, p. 21-28.

Lavie P., Weler B., “Timing of naps: effects on post-nap sleepiness levels”, *Electroencephalogr. Clin. Neurophysiol.*, 72(3), mars 1989, p. 218-224.

Lee S., McCann D., Messenger J. C., *Working Time Around the World: Trends in Working Hours, Laws, and Policies in a Global Comparative Perspective*, Routledge, Londres, New York, 2007.

Léger D., *Les Troubles du sommeil*, PUF, “Que sais-je ?” 2017.

Léger D., Roscoat E. du, Bayon V., Guignard R., Pâquereau J., Beck F., “Short Sleep in young adults: insomnia or sleep debt? Prevalence and clinical description of short sleep in a representative sample of 1004 young adults from France”, *Sleep Medicine*, 12(5), mai 2011, p. 454-462.

Léger D., Beck F., Richard J.-B., Godeau E., “Total sleep time severely drops during adolescence”, *PLoS ONE*, 7(10), 2012.

Léger D., Beck F., Richard J.-B., Sauvet F., Faraut B., “The risks of sleeping « too much ». Survey of a national representative sample of 24671 adults (INPES health barometer)”, *PLoS ONE*, 9(9), 2014.

Leproult R., Van Cauter E., “Effect of 1 week of sleep restriction on testosterone levels in young healthy men”, *JAMA*, 305(21), juin 2011, p. 2173-2174.

Lin J. F., Li F. D., Chen X. G., He F., Zhai Y. J., Pan X. Q., Wang X. Y., Zhang T., Yu M., “Association of postlunch napping duration and night-time sleep duration with cognitive impairment in Chinese elderly: a cross-sectional study”, *BMJ Open*, 8(12), déc. 2018.

Lockley S. W., Evans E. E., Scheer F. A., Brainard G. C., Czeisler C. A., Aeschbach D., “Short-wavelength sensitivity for the direct effects of light on alertness, vigilance, and the waking electroencephalogram in humans”, *Sleep*, 29(2), fév. 2006, p. 161-168.

Loimaala A., Rontu R., Vuori I., Mercuri M., Lehtimäki T., Nenonen A., Bond M. G., “Blood leukocyte count is a risk factor for intima-media thickening and subclinical carotid atherosclerosis in middle-aged men”, *Atherosclerosis*, 188(2), oct. 2006, p. 363-369.

Lopez-Minguez J., Morosoli J. J., Madrid J. A., Garaulet M., Ordoñana J. R., “Heritability of siesta and night-time sleep as continuously assessed by a circadian-related integrated measure”, *Sci. Rep.*, 7(1), sept. 2017, p. 12340.

Lowden A., Holmback U., Åkerstedt T., Forslund J., Lennernas M., Forslund A., “Performance and sleepiness during a 24h wake in constant conditions are affected by diet”, *Biol. Psychol.*, 65(3), fév. 2004, p. 251-263.

Luboshitzky R., Herer P., Levi M., Shen-Orr Z., Lavie P., “Relationship between rapid eye movement sleep and testosterone secretion in normal men”, *J. Androl.*, 20(6), nov.-déc. 1999, p. 731-737.

Luboshitzky R., Zabari Z., Shen-Orr Z., Herer P., Lavie P., “Disruption of the nocturnal testosterone rhythm by sleep fragmentation in normal men”, *J. Clin. Endocrinol. Metab.*, 86(3), mars 2001, p. 1134-1139.

Luboshitzky R., Shen-Orr Z., Herer P., “Middle-aged men secrete less testosterone at night than young healthy men”, *The Journal of Clinical Endocrinology & Metabolism*, 88(7), juil. 2003, p. 3160-3166.

Lusardi P., Mugellini A., Preti P., Zoppi A., Derosa G., Fogari R., “Effects of a restricted sleep regimen on ambulatory blood pressure monitoring in normotensive subjects”, *Am. J. Hypertens.*, 9(5), mai 1996, p. 503-505.

Mantua J., Spencer R. M. C., “The interactive effects of nocturnal sleep and daytime naps in relation to serum C-reactive protein”, *Sleep Med.*, 16(10), oct. 2015, p. 1213-1216.

MANTUA J., SPENCER R. M. C., "Exploring the nap paradox: are mid-day sleep bouts a friend or foe?", *Sleep Med.*, 37, sept. 2017, p. 88-97.

MARKWALD R. R., MELANSON E. L., SMITH M. R., HIGGINS J., PERREAULT L., ECKEL R. H., WRIGHT K. P. Jr., "Impact of insufficient sleep on total daily energy expenditure, food intake, and weight gain", *PNAS*, 110(14), avril 2013, p. 5695-5700.

MEDNICK S., NAKAYAMA K., STICKGOLD R., "Sleep-dependent learning: a nap is as good as a night", *Nat. Neurosci.*, 6(7), juil. 2003, p. 697-698.

MEERLO P., HAVEKES R., STEIGER A., "Chronically restricted or disrupted sleep as a causal factor in the development of depression", *Curr. Top Behav. Neurosci.*, 25, 2015, p. 459-481.

MILNER C. E., FOGEL S. M., COTE K. A., "Habitual napping moderates motor performance improvements following a short daytime nap", *Biol. Psychol.*, 73(2), août 2006, p. 141-156.

MILNER C. E., COTE K. A., "Benefits of napping in healthy adults: impact of nap length, time of day, age, and experience with napping", *J. Sleep Res.*, 18(2), juin 2009, p. 272-281.

MINDELL J. A., SADEH A., KWON R., GOH D. Y., "Cross-cultural differences in the sleep of preschool children", *Sleep Med.*, 14(12), déc. 2013, p. 1283-1289.

MONTAGNER H., "Les rythmes majeurs de l'enfant", *Informations sociales*, n° 153, mars 2009, p. 14-20.

MORITA Y., OGAWA K., UCHIDA S., "Napping after complex motor learning enhances juggling performance", *Sleep Sci.*, 9(2), avril 2016, p. 112-116.

MUMFORD L., *Technique et Civilisation* [1934], Seuil, 1950 ; Parenthèses, Marseille, 2016.

NAITOH P., "Circadian cycles and restorative power of naps", *in* Johnson L. C., Tepas D. I., Colquhoun W. P., Colligan M. J. (éd.), *The*

Twenty-Four Hour Workday: Proceedings of a Symposium on Variations in Work-Sleep Schedules, Cincinnati, OH, US Department of Health and Human Services, Public Health Service, Centers for Disease Control, National Institute for Occupational Safety and Health, DHHS (NIOSH) Publication, 81-127, juil. 1981, p. 693-720.

NASKA A., OIKONOMOU E., TRICHOPOULOU A., PSALTOPOULOU T., TRICHOPOULOS D., "Siesta in healthy adults and coronary mortality in the general population", *Arch. Intern. Med.*, 167(3), fév. 2007, p. 296-301.

NAYLOR E., BERGMANN B. M., KRAUSKI K., ZEE P. C., TAKAHASHI J. S., VITATERNA M. H., TUREK F. W., "The circadian clock mutation alters sleep homeostasis in the mouse", *J. Neurosci.*, 20(21), nov. 2000, p. 8138-8143.

NCSDR (National Center on Sleep Disorders Research) / NHTSA (National Highway Transportation Safety Administration), expert panel on driver fatigue and sleepiness, "Drowsy driving and automobile crashes: report and recommandations", Washington, 1997 : https://www.nhtsa.gov/sites/nhtsa.dot.gov/files/808707.pdf.

NEDELTCHEVA A. V., KESSLER L., IMPERIAL J., PENEV P. D., "Exposure to recurrent sleep restriction in the setting of high caloric intake and physical inactivity results in increased insulin resistance and reduced glucose tolerance", *J. Clin. Endocrinol. Metab.*, 94(9), sept. 2009, p. 3242-3250.

NISHIDA M., WALKER M. P., "Daytime naps, motor memory consolidation and regionally specific sleep spindles", *PLoS One*, 2(4), 2007, p. 341.

NSF 2009 : https://sleepfoundation.org/sleep-polls-data/sleep-in-america-poll/2009-health-and-safety.

– 2013 : https://sleepfoundation.org/sites/default/files/RPT495a.pdf.

– 2015 : https://sleepfoundation.org/sleep-polls-data/2015-sleep-and-pain.

Ohayon M. M., Carskadon M. A., Guilleminault C., Vitiello M. V., "Meta-analysis of quantitative sleep parameters from childhood to old age in healthy individuals: developing normative sleep values across the human lifespan", *Sleep*, 27(7), nov. 2004, p. 1255-1273.

Ohayon M. M., Milesi C., "Artificial outdoor nighttime lights associate with altered sleep behavior in the american general population", *Sleep*, 39(6), juin 2016, p. 1311-1320.

Onen S. H., Alloui A., Gross A., Eschallier A., Dubray C., "The effects of total sleep deprivation, selective sleep interruption and sleep recovery on pain tolerance thresholds in healthy subjects", *J. Sleep Res.*, 10(1), mars 2001, p. 35-42.

Paquot T., *L'Art de la sieste*, Zulma, 2008.

Patel S. R., Malhotra A., Gao X., Hu F. B., Neuman M. I., Fawzi W. W., "A prospective study of sleep duration and pneumonia risk in women", *Sleep*, 35(1), janv. 2012, p. 97-101.

Peigneux P., Laureys S., Fuchs S., Collette F., Perrin F., Reggers J., Phillips C., Degueldre C., Del Fiore G., Aerts J., Luxen A., Maquet P., "Are spatial memories strengthened in the human hippocampus during slow wave sleep?", *Neuron.*, 44(3), oct. 2004, p. 535-545.

Pellegrino R., Kavakli I. H., Goel N., Cardinale C. J., Dinges D. F., Kuna S. T., Maislin G., Van Dongen H. P. A., Tufik S., Hogenesch J. B., Hakonarson H., Pack A. I., "A novel BHLHE41 variant is associated with short sleep and resistance to sleep deprivation in humans", *Sleep*, 37(8), août 2014, p. 1327-1336.

Periasamy S., Hsu D.-Z., Fu Y.-H., Liu M.-Y., "Sleep deprivation-induced multi-organ injury: role of oxidative stress and inflammation", *EXCLI Journal*, 14, 2015, p. 672-683.

Picarsic J. L., Glynn N. W., Taylor C. A., Katula J. A., Goldman S. E., Studenski S. A., Newman A. B., "Self-reported napping and duration and quality of sleep in the lifestyle interventions and independence for elders pilot study", *J. Am. Geriatr. Soc.*, 56(9), sept. 2008, p. 1674-1680.

PLIHAL W., BORN J., "Effects of early and late nocturnal sleep on declarative and procedural memory", *J. Cogn. Neurosci.*, 9(4), juil. 1997, p. 534-547.

PRATHER A. A., JANICKI-DEVERTS D., HALL M. H., COHEN S., "Behaviorally assessed sleep and susceptibility to the common cold", *Sleep*, 38(9), sept. 2015, p. 1353-1359.

RAMACHANDRUNI S., HANDBERG E., SHEPS D. S., "Acute and chronic psychological stress in coronary disease", *Curr. Opin. Cardiol.*, 19(5), sept. 2004, p. 494-499.

RASKIND M. A., PESKIND E. R., KANTER E. D., PETRIE E. C., RADANT A., THOMPSON C. E., DOBIE D. J., HOFF D., REIN R. J., STRAITS-TRÖSTER K., THOMAS R. G., MCFALL M. M., "Reduction of nightmares and other PTSD symptoms in combat veterans by prazosin: a placebo-controlled study", *Am. J. Psychiatry*, 160(2), fév. 2003, p. 371-373.

REVELL V. L., ARENDT J., FOGG L. F., SKENE D. J., "Alerting effects of light are sensitive to very short wavelengths", *Neurosci. Lett.*, 399(1-2), mai 2006, p. 96-100.

ROACH G. D., MATTHEWS R., NAWEED A., KONTOU T. G., SARGENT C., "Flat-out napping: the quantity and quality of sleep obtained in a seat during the daytime increase as the angle of recline of the seat increases", *Chronobiol. Int.*, 35(6), juin 2018, p. 872-883.

ROEHRS T. A., HARRIS E., RANDALL S., ROTH T., "Pain sensitivity and recovery from mild chronic sleep loss", *Sleep*, 35(12), déc. 2012, p. 1667-1672.

ROENNEBERG T., KUEHNLE T., PRAMSTALLER P. P., RICKEN J., HAVEL M., GUTH A., MERROW M., "A marker for the end of adolescence", *Curr. Biol.*, 14(24), déc. 2004, p. 1038-1039.

Roenneberg T., Kuehnle T., Juda M., Kantermann T., Allebrandt K., Gordijn M., Merrow M., “Epidemiology of the human circadian clock”, *Sleep Medicine Reviews*, 11(6), déc. 2007, p. 429-438.

Rowshan Ravan A., Bengtsson C., Lissner L., Lapidus L., Björkelund C., “Thirty-six-year secular trends in sleep duration and sleep satisfaction, and associations with mental stress and socioeconomic factors – results of the Population Study of Women in Gothenburg, Sweden”, *J. Sleep Res.*, 19(3), sept. 2010, p. 496-503.

Ruggiero C., Metter E. J., Cherubini A., Maggio M., Sen R., Najjar S. S., Windham G. B., Ble A., Senin U., Ferrucci L., “White blood cell count and mortality in the Baltimore Longitudinal Study of Aging”, *J. Am. Coll. Cardiol.*, 49(18), mai 2007, p. 1841-1850.

Ryu S. Y, Kim K. S., Han M. A., “Factors associated with sleep duration in Korean adults: results of a 2008 community health survey in Gwangju Metropolitan City, Korea”, *J. Korean Med. Sci.*, 26(9), sept. 2011, p. 1124-1131.

Sagaspe P., Taillard J., Chaumet G., Moore N., Bioulac B., Philip P., “Aging and nocturnal driving: better with coffee or a nap? A randomized study”, *Sleep*, 30(12), déc. 2007, p. 1808-1813.

Sassin J. F., Parker D. C., Mace J. W., Gotlin R. W., Johnson L. C., Rossman L. G., “Human growth hormone release: relation to slow-wave sleep and sleep-waking cycles”, *Science*, 165(3892), août 1969, p. 513-515.

Sayón-Orea C., Bes-Rastrollo M., Carlos S., Beunza J. J., Basterra-Gortari F. J., Martínez-González M. A., “Association between sleeping hours and siesta and the risk of obesity: the SUN Mediterranean Cohort”, *Obes. Facts*, 6(4), 2013, p. 337-347.

Scheer F. A. J. L., Hilton M. F., Mantzoros C. S., Shea S. A., “Adverse metabolic and cardiovascular consequences of circadian misalignment”, *PNAS*, 106(11), mars 2009, p. 4453-4458.

SCHIBLER U., SASSONE-CORSI P., "A web of circadian pacemakers", *Cell*, 111(7), déc. 2002, p. 919-922.

SCHMID S. M., HALLSCHMID M., JAUCH-CHARA K., WILMS B., LEHNERT H., BORN J., SCHULTES B., "Disturbed glucoregulatory response to food intake after moderate sleep restriction", *Sleep*, 34(3), mars 2011, p. 371-377.

SCHWEITZER P. K., RANDAZZO A. C., STONE K., ERMAN M., WALSH J. K., "Laboratory and field studies of naps and caffeine as practical countermeasures for sleep-wake problems associated with night work", *Sleep*, 29(1), janv. 2006, p. 39-50.

SCHWOB M., *Les Rythmes du corps. Chronobiologie de l'alimentation, du sommeil, de la santé…*, Odile Jacob, 2007.

SEEHAGEN S., KONRAD C., HERBERT J. S., SCHNEIDER S., "Timely sleep facilitates declarative memory consolidation in infants", PNAS, 112(5), fév. 2015, p. 1625-1629.

SFMT (Société française de médecine du travail), "Surveillance médico-professionnelle des travailleurs postés et/ou de nuit", juin 2012 : http://www.chu-rouen.fr/sfmt/pages/accueil.php.

SIMON C., GRONFIER C., SCHLIENGER J. L., BRANDENBERGER G., "Circadian and ultradian variations of leptin in normal man under continuous enteral nutrition: relationship to sleep and body temperature", *J. Clin. Endocrinol. Metab.*, 83(6), juin 1998, p. 1893-1899.

SPIEGEL K., FOLLENIUS M., SIMON C., SAINI J., EHRHART J., BRANDENBERGER G., "Prolactin secretion and sleep", *Sleep*, 17(1), fév. 1994, p. 20-27.

SPIEGEL K., LUTHRINGER R., FOLLENIUS M., SCHALTENBRAND N., MACHER J. P., MUZET A., BRANDENBERGER G., "Temporal relationship between prolactin secretion and slow-wave electroencephalic activity during sleep", *Sleep*, 8(7), sept. 1995, p. 543-548.

Spiegel K., Leproult R., Van Cauter E., “Impact of sleep debt on metabolic and endocrine function”, *Lancet*, 354(9188), oct. 1999, p. 1435-1439.

Spiegel K., Sheridan J. F., Van Cauter E., “Effect of sleep deprivation on response to immunization”, *JAMA*, 288(12), sept. 2002, p. 1471-1472.

Spiegel K., Tasali E., Penev P., Van Cauter E., “Brief communication: sleep curtailment in healthy young men is associated with decreased leptin levels, elevated ghrelin levels, and increased hunger and appetite”, *Ann. Intern. Med.*, 141(11), déc. 2004, p. 846-850.

Spiegel K., Tasali E., Leproult R., Scherberg N., Van Cauter E., “Twenty-four-hour profiles of acylated and total ghrelin: relationship with glucose levels and impact of time of day and sleep”, *J. Clin. Endocrinol. Metab.*, 96(2), fév. 2011, p. 486-493.

Squire L. R., Kandel E. R. [1999], *La Mémoire. De l'esprit aux molécules*, Flammarion, coll. “Champs”, 2005.

Stickgold R., Hobson J. A., Fosse R., Fosse M., “Sleep, learning, and dreams: off-line memory reprocessing”, *Science*, 294(5544), nov. 2001, p. 1052-1057.

Straif K., Baan R., Grosse Y., Secretan B., El Ghissassi F., Bouvard V., Altieri A., Benbrahim-Tallaa L., Cogliano V., “Carcinogenicity of shift-work, painting, and fire-fighting”, *Lancet Oncol.*, 8(12), déc. 2007, p. 1065-1066.

Suzuki H., Uchiyama M., Tagaya H., Ozaki A., Kuriyama K., Aritake S., Shibui K., Tan X., Kamei Y., Kuga R., “Dreaming during non-rapid eye movement sleep in the absence of prior rapid eye movement sleep”, *Sleep*, 27(8), déc. 2004, p. 1486-1490.

Takahashi M., Arito H., “Maintenance of alertness and performance by a brief nap after lunch under prior sleep deficit”, *Sleep*, 23(6), sept. 2000, p. 813-819.

Takahashi M., Iwakiri K., Sotoyama M., Hirata M., Hisanaga N., "Musculoskeletal pain and night-shift naps in nursing home care workers", *Occup. Med.*, 59(3), mai 2009, p. 197-200.

Takahashi Y., Kipnis D. M., Daughaday W. H., "Growth hornone secretion during sleep", *The Journal of Clinical Investigation*, 47(9), sept. 1968, p. 2079-2090.

Theadom A., Cropley M., Kantermann T., "Daytime napping associated with increased symptom severity in fibromyalgia syndrome", *BMC Musculoskelet. Disord.*, 16(13), fév. 2015.

Thibault M., *Ouvriers malgré tout. Enquête sur les ateliers de maintenance des trains de la Régie autonome des transports parisiens*, éditions Raisons d'agir, Paris, 2013.

Thibault M., "Métro, boulot, chrono", *Le Monde diplomatique*, nov. 2014, p. 19.

Thorleifsdottir B., Björnsson J. K., Benediktsdottir B., Gislason T., Kristbjarnarson H., "Sleep and sleep habits from childhood to young adulthood over a 10-year period", *J. Psychosom. Res.*, 53(1), juil. 2002, p. 529-537.

Tiede W., Magerl W., Baumgärtner U., Durrer B., Ehlert U., Treede R. D., "Sleep restriction attenuates amplitudes and attentional modulation of pain-related evoked potentials, but augments pain ratings in healthy volunteers", *Pain*, 148(1), janv. 2010, p. 36-42.

Tietzel A. J., Lack L. C., "The recuperative value of brief and ultra-brief naps on alertness and cognitive performance", *J. Sleep Res.*, 11(3), sept. 2002, p. 213-218.

Touchette E., Petit D., Seguin J. R., Boivin M., Tremblay R. E., Montplaisir J. Y., "Associations between sleep duration patterns and behavioral/cognitive functioning at school entry", *Sleep*, 30(9), sept. 2007, p. 1213-1219.

Touchette E., Dionne G., Forget-Dubois N., Petit D., Pérusse D., Falissard B., Tremblay R. E., Boivin M.,

MONTPLAISIR J. Y., "Genetic and environmental influences on daytime and night-time sleep duration in early childhood", *Pediatrics*, 131(6), juin 2013, p. 1874-1880.

TRICHOPOULOS D., TZONOU A., CHRISTOPOULOS C., HAVATZOGLOU S., TRICHOPOULOU A., "Does a siesta protect from coronary heart disease?", *Lancet*, 2(8553), août 1987, p. 269-270.

TSAPANOU A., GU Y., O'SHEA D., EICH T., TANG M. X., SCHUPF N., MANLY J., ZIMMERMAN M., SCARMEAS N., STERN Y., "Daytime somnolence as an early sign of cognitive decline in a community-based study of older people", *Int. J. Geriatr. Psychiatry*, 31(3), mars 2016, p. 247-255.

VALLAT R., LAJNEF T., EICHENLAUB J. B., BERTHOMIER C., JERBI K., MORLET D., RUBY P. M., "Increased evoked potentials to arousing auditory stimuli during sleep: implication for the understanding of dream recall", *Front. Hum. Neurosci.*, 11, mars 2017, art. 132.

VAN CAUTER E., CAUFRIEZ A., KERKHOFS M., VAN ONDERBERGEN A., THORNER M. O., COPINSCHI G., "Sleep, awakenings, and insulin-like growth factor-I modulate the growth hormone (GH) secretory response to GH-releasing hormone", *J. Clin. Endocrinol. Metab.*, 74(6), juin 1992, p. 1451-1459.

VAN CAUTER E., COPINSCHI G., "Interrelationships between growth hormone and sleep", *Growth Hormone & IGF Research*, 10, avril 2000, p. 57-62.

VAN CAUTER E., LATTA F., NEDELTCHEVA A., SPIEGEL K., LEPROULT R., VANDENBRIL C., WEISS R., MOCKEL J., LEGROS J.-J., COPINSCHI G., "Reciprocal interactions between the GH axis and sleep", *Growth Hormone & IGF Research*, 14, juin 2004, p. 10-17.

VAN DER HELM E., GUJAR N., WALKER M. P., "Sleep deprivation impairs the accurate recognition of human emotions", *Sleep*, 33(3), mars 2010, p. 335-342.

Vela-Bueno A., Fernandez-Mendoza J., Olavarrieta-Bernardino S., Vgontzas A. N., Bixler E. O., Cruz-Troca J. J. de la, Rodriguez-Muñoz A., Olivan-Palacios J., "Sleep and behavioral correlates of napping among young adults: a survey of first-year university students in Madrid, Spain", *J. Am. Coll. Health*, 57(2), sept-oct. 2008, p. 150-158.

Vezoli J., Fifel K., Leviel V., Dehay C., Kennedy H., Cooper H. M., Gronfier C., Procyk E., "Early presymptomatic and long-term changes of rest activity cycles and cognitive behavior in a MPTP-monkey model of Parkinson's disease", *PLoS One*, 6(8), 2011.

Vgontzas A. N., Pejovic S., Zoumakis E., Lin H. M., Bixler E. O., Basta M., Fang J., Sarrigiannidis A., Chrousos G. P., "Daytime napping after a night of sleep loss decreases sleepiness, improves performance, and causes beneficial changes in cortisol and interleukin-6 secretion", *Am. J. Physiol. Endocrinol. Metab.*, 292(1), janv. 2007, p. 253-261.

Vincent C., "Christophe Dejours, psychiatre : « Les soignants sont contraints d'apporter leur concours à des actes qu'ils réprouvent »", *Le Monde*, "Idées", 15 fév. 2018.

Vogel G. W., Thurmond A., Gibbons P., Sloan K., Walker M. P., "REM sleep reduction effects on depression syndromes", *Arch. Gen. Psychiatry*, 32(6), juin 1975, p. 765-777.

Wagner U., Gais S., Born J., "Emotional memory formation is enhanced across sleep intervals with high amounts of rapid eye movement sleep", *Learn Mem.*, 8(2), mars-avril 2001, p. 112-119.

Wagner U., Degirmenci M., Drosopoulos S., Perras B., Born J., "Effects of cortisol suppression on sleep-associated consolidation of neutral and emotional memory", *Biol. Psychiatry*, 58(11), déc. 2005, p. 885-893.

Walker M., *Pourquoi nous dormons. Le pouvoir du sommeil et des rêves*, La Découverte, 2018.

Walker M. P., Brakefield T., Morgan A., Hobson J. A., Stickgold R., "Practice with sleep makes perfect: sleep-dependent motor skill learning", *Neuron.*, 35(1), juil. 2002, p. 205-211.

Weissbluth M., "Naps in children: 6 months-7 years", *Sleep*, 18(2), fév. 1995, p. 82-87.

West K. E., Jablonski M. R., Warfield B., Cecil K. S., James M., Ayers M. A., Maida J., Bowen C., Sliney D. H., Rollag M. D., Hanifin J. P., Brainard G. C., "Blue light from light-emitting diodes elicits a dose-dependent suppression of melatonin in humans", *J. Appl. Physiol.* [1985], 110(3), mars 2011, p. 619-626.

Wiegand M., Riemann D., Schreiber W., Lauer C. J., Berger M., "Effect of morning and afternoon naps on mood after total sleep deprivation in patients with major depression", *Biol. Psychiatry*, 33(6), mars 1993, p. 467-476.

Wilson M. A., McNaughton B. L., "Reactivation of hippocampal ensemble memories during sleep", *Science*, 265(5172), juil. 1994, p. 676-679.

Wren A. M., Seal L. J., Cohen M. A., Brynes A. E., Frost G. S., Murphy K. G., Dhillo W. S., Ghatei M. A., Bloom S. R., "Ghrelin enhances appetite and increases food intake in humans", *J. Clin. Endocrinol. Metab.*, 86(12), déc. 2011, p. 5992-5995.

Xie L., Kang H., Xu Q., Chen M. J., Liao Y., Thiyagarajan M., O'Donnell J., Christensen D. J., Nicholson C., Iliff J. J., Takano T., Deane R., Nedergaard M., "Sleep drives metabolite clearance from the adult brain", *Science*, 342(6156), oct. 2013, p. 373-377.

Yamada T., Hara K., Shojima N., Yamauchi T., Kadowaki T., "Daytime napping and the risk of cardiovascular disease and all-cause mortality: a prospective study and dose-response meta-analysis", *Sleep*, 38(12), déc. 2015, p. 1945-1953.

Yoon I.-Y., Kripke D. F., Youngstedt S. D., Elliott J. A., "Actigraphy suggests age-related differences in napping and nocturnal sleep", *J. Sleep Res.*, 12(2), juin 2003, p. 87-93.

Zaregarizi M., Edwards B., George K., Harrison Y., Jones H., Atkinson G., "Acute changes in cardiovascular function during the onset period of daytime sleep: comparison to lying awake and standing", *J. Appl. Physiol.* [1985], 103(4), oct. 2007, p. 1332-1338.

Zhai L., Zhang H., Zhang D., "Sleep duration and depression among adults: a meta-analysis of prospective studies", *Depress. Anxiety*, 32(9), sept. 2015, p. 664-670.

Zhao D., Zhang Q., Fu M., Tang Y., Zhao Y., "Effects of physical positions on sleep architectures and post-nap functions among habitual nappers", *Biol. Psychol.*, 83(3), mars 2010, p. 207-213.

Zhong X., Xiao Y., Huang R., Huang X. Z., "The effects of overnight sleep deprivation on cardiovascular autonomic modulation", *Zhonghua Nei Ke Za Zhi*, 44(8), août 2005, p. 577-580.

Zhou Y. Q., Liu Z., Liu Z.-H., Chen S.-P., Li M., Shahveranov A., Ye D.-W., Tian Y.-K., "Interleukin-6: an emerging regulator of pathological pain", *J. Neuroinflammation*, 13(1), juin 2016, p. 141.

REMERCIEMENTS

Je tiens à remercier chaleureusement mon éditrice, Sylvie Fenczak, pour son écoute et son enthousiasme tout au long de l'élaboration de ce livre.

Je voudrais saluer cordialement Daniel Hantaï, mon directeur de thèse et premier "passeur" dans ma vie de chercheur.

Je souhaite exprimer ma gratitude envers Myriam Kerkhofs et Karim Zouaoui Boudjeltia qui, au sein du Laboratoire de sommeil de l'hôpital André-Vésale et de l'Université libre de Bruxelles, m'ont transmis, dans une énergie créative commune, la confiance nécessaire pour affiner mes objets de recherche et permis de suivre mes intuitions jusqu'au bout.

Ma réflexion scientifique s'est également enrichie des nombreux échanges qui ont eu lieu au sein du Réseau européen Marie-Curie lors de mes séjours dans les différents laboratoires de référence sur le sommeil et la chronobiologie (Guildford, Helsinski, Zurich, Lyon...). Tous ces chercheurs, aux cultures différentes mais aux thématiques communes, m'ont apporté leur formidable ouverture de pensée. Je leur en suis reconnaissant.

Pour leur soutien et leur engagement, je remercie les membres du Centre du sommeil et de la vigilance de l'Hôtel-Dieu et de notre équipe de recherche VIFASOM (Vigilance, fatigue, sommeil et santé publique) à l'université Paris-Descartes. Tout particulièrement mes collègues Damien Léger, Mounir Chennaoui, Maxime Elbaz, Nicolas Hommey, Marie-Francoise Vecchierini et Thomas Andrillon. Jour après jour, nous visons à développer un véritable esprit d'innovation et de liberté.

Enfin, un grand merci à tous ceux qui ont œuvré et œuvrent dans ce domaine, sans qui les recherches présentées dans ce livre seraient restées… en sommeil !

TABLE

ACTES SUD
Collection “Questions de santé”

Pour de plus amples informations :
www.actes-sud.fr/rayon/santé

Giulia ENDERS
Illustrations de Jill ENDERS
LE CHARME DISCRET DE L'INTESTIN
TOUT SUR UN ORGANE MAL AIMÉ...
Avril 2015 / 13,5 × 21,5 cm / 352 pages
Novembre 2017 / Rééd. revue et augmentée

Roger LENGLET, Chantal PERRIN
L'AFFAIRE DE LA MALADIE DE LYME
UNE ENQUÊTE
Avril 2016 / 13,5 × 21,5 cm / 160 pages

Romain GHERARDI
TOXIC STORY
DEUX OU TROIS VÉRITÉS EMBARRASSANTES
SUR LES ADJUVANTS DES VACCINS
Octobre 2016 / 13,5 × 21,5 cm / 256 pages
Avril 2019 / Rééd. en collection Babel, n° 1613

Dr Michael NEHLS
GUÉRIR ALZHEIMER
COMPRENDRE ET AGIR À TEMPS
Février 2017 / 13,5 × 21,5 cm / 432 pages
Octobre 2018 / Rééd. en collection Babel, n° 1583

Nina BROCHMANN & Ellen STØKKEN DAHL
LES JOIES D'EN BAS
TOUT SUR LE SEXE FÉMININ
Janvier 2018 / 13,5 × 21,5 cm / 448 pages

Valter LONGO
LE RÉGIME DE LONGÉVITÉ
Août 2018 / 13,5 × 21,5 cm / 336 pages

Johann HARI
CHAQUE DÉPRESSION A UN SENS
CAUSES MÉCONNUES ET SOINS NOVATEURS
Janvier 2019 / 14,5 × 24 cm / 400 pages

OUVRAGE RÉALISÉ
PAR L'ATELIER GRAPHIQUE ACTES SUD
REPRODUIT ET ACHEVÉ D'IMPRIMER
EN FÉVRIER 2019
PAR NORMANDIE ROTO IMPRESSION S.A.S.
À LONRAI
POUR LE COMPTE DES ÉDITIONS
ACTES SUD
LE MÉJAN
PLACE NINA-BERBEROVA
13200 ARLES

DÉPÔT LÉGAL
1re ÉDITION : MARS 2019
N° impr. : 1805601
(Imprimé en France)